S. Allmendinger

BASICS Akupunktur

Stephan Allmendinger

BASICS
Akupunktur

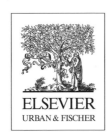

URBAN & FISCHER

München · Jena

Zuschriften und Kritik an:
Elsevier GmbH, Urban & Fischer Verlag, Lektorat Medizinstudium, Karlstraße 45, 80333 München
medizinstudium@elsevier.de

Wichtiger Hinweis für den Benutzer
Die Erkenntnisse in der Medizin unterliegen laufendem Wandel durch Forschung und klinische Erfahrungen. Herausgeber und Autoren dieses Werkes haben große Sorgfalt darauf verwendet, dass die in diesem Werk gemachten therapeutischen Angaben (insbesondere hinsichtlich Indikation, Dosierung und unerwünschter Wirkungen) dem derzeitigen Wissensstand entsprechen. Das entbindet den Nutzer dieses Werkes aber nicht von der Verpflichtung, anhand der Beipackzettel zu verschreibender Präparate zu überprüfen, ob die dort gemachten Angaben von denen in diesem Buch abweichen, und seine Verordnung in eigener Verantwortung zu treffen.

Bibliografische Information der Deutschen Nationalbibliothek
Die Deutsche Nationalbibliothek verzeichnet diese Publikation in der Deutschen Nationalbibliografie; detaillierte bibliografische Daten sind im Internet unter http://dnb.d-nb.de abrufbar.

Programmleitung: Dr. Dorothea Hennessen
Lektorat: Inga Dopatka
Redaktion: Christiane Martin, Köln
Herstellung: Christine Jehl, Rainald Schwarz
Satz: Kösel, Krugzell
Druck und Bindung: MKT-Print
Umschlaggestaltung: SpieszDesign, Neu-Ulm
Titelfotografie: © DigitalVision/GettyImages, München
Gedruckt auf 100 g/qm Eurobulk 1,1 Volumen

Printed in Slovenija
ISBN 978-3-437-42316-1

Aktuelle Informationen finden Sie im Internet unter **www.elsevier.de** und **www.elsevier.com**

Inhalt

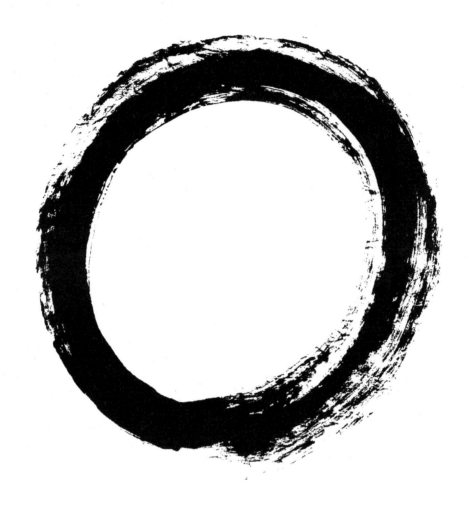

Meinen Eltern gewidmet

Liebe Leserin, lieber Leser!

Die Aufgabe, ein BASIC über das Thema Akupunktur zu verfassen, hatte für mich einen besonderen Reiz – sah ich mich doch in den vergangenen Jahren als Leiter von Studentenkursen immer wieder mit den gleichen grundlegenden Fragen konfrontiert:

▶ Wie bietet man interessierten Anfängern einen fundierten und gleichzeitig interessanten Einstieg in die Akupunktur?
▶ Wie vermittelt man in verständlichen Worten und Bildern die Prinzipien und Denkweisen, die der Akupunktur zugrunde liegen und die für unseren westlich-medizinisch geprägten Blick oft schwer verdaulich erscheinen?
▶ Welche Beispiele wählt man, um von Anfang an möglichst viel Praxisbezug herzustellen und zu zeigen, dass die Akupunktur ein sehr feines und gleichzeitig effektives Therapiewerkzeug darstellt?

Die Antworten auf diese Fragen sind – zusammen mit vielen weiteren Aspekten rund um die Akupunkturtherapie – in dieses Buch eingeflossen.

Während der letzten Jahre hatte ich das große Glück, vielen exzellenten Ärzten und Lehrern zu begegnen, die mich an ihrem Wissen in Seminaren, Kursen oder in persönlichen Gesprächen teilhaben ließen. In diesem Sinne ist das vorliegende Buch eine Synthese unterschiedlicher Lehr- und Herangehensweisen an das große Thema Akupunktur, und ich wünsche mir, dass es dazu beiträgt, mehr Klarheit zu schaffen über diese wundervolle Behandlungsform und ihre Rolle in der Medizin.

Ich bin überzeugt davon, dass die Akupunktur einen wichtigen Beitrag für unser Gesundheitswesen und dessen zukünftiges Selbstverständnis liefern kann. Nicht nur, weil sie eine wirksame Therapiemethode mit breitem Indikations- und schmalem Nebenwirkungsspektrum darstellt, sondern auch und vor allem weil sie den „Faktor Mensch" wieder in den Mittelpunkt ärztlichen Handelns rückt: Ein guter Arzt versteht und begleitet den Patienten auf Ebenen, die noch kein Elektronenmikroskop oder Computertomograph gesehen hat. Die Akupunktur, so wie ich sie kennenlernen durfte, weiß um diese Ebenen und macht sie therapeutisch nutzbar. Ebenso können die Zusammenhänge, die in der chinesischen Medizin über sehr lange Zeit beobachtet und systematisiert wurden, einen wichtigen Baustein liefern auf dem Weg zu einem umfassenderen Verständnis von Krankheits- und Heilungsprozessen. Und letztlich kann ein bisschen Weisheit in der heutigen turbulenten Zeit, in der sich Wissen und materielle Möglichkeiten explosionsartig vermehren, auch nicht schaden.

In tiefer Dankbarkeit verbeuge ich mich vor dem Leben und vor all meinen Lehrern. Sie haben mich geprägt, und ohne sie wäre dieses Buch nicht zustande gekommen. Im Besonderen richtet sich dieser Dank an Jochen Gleditsch, der zusammen mit seiner Frau Anneliese die Entstehung dieses Buches mit der gleichen einzigartigen Mischung aus Kompetenz, Geduld und Liebe begleitet hat, mit der er in den vergangenen Jahrzehnten unzählige Menschen für die Akupunktur begeisterte. Stellvertretend für alle meine Lehrer möchte ich Klaus Platsch, Nicolas Behrens und Meister Qingshan Liu für die Vision, die Präsenz und die Tiefe danken, die durch ihre Arbeit zum Ausdruck kommt und die mich immer wieder aufs Neue inspiriert. Den lieben Menschen im Elsevier-Verlag danke ich für die gute Zusammenarbeit bei der Realisierung dieses Buches, der DÄGfA für ihre wohlwollende Unterstützung dieser Arbeit im Speziellen und der Akupunktur im Allgemeinen. Zu guter Letzt möchte ich Anna Tu danken, deren liebevolle und kompetente Unterstützung dieses Buch mitgestaltet hat und die mir eine ständige Quelle der Freude ist.

Ich wünsche viel Spaß beim Lesen – und beim Leben!

Stephan Allmendinger, München im Sommer 2007

Quelle der Abb. links: Platsch, K.-D.: Psychosomatik in der chinesischen Medizin. Elsevier Urban & Fischer, 2. Auflage 2005.

Abkürzungsverzeichnis

®	Handelsname
3E	3Erwärmer
Abb.	Abbildung
Abk.	Abkürzung
ACTH	adrenokortikotropes Hormon
AP	Angina pectoris
AZ	Allgemeinzustand
B1–12	Brustsegmente 1–12
Bl	Blase
BWS	Brustwirbelsäule
bzgl.	bezüglich
bzw.	beziehungsweise
ca.	zirka (ungefähr)
CGRP	calcitonin gene-related peptide
chin.	chinesisch
cm	Zentimeter
CT	Computertomogramm
d	Tag(e)
DD	Differentialdiagnose
d.h.	das heißt
Di	Dickdarm
DNIC	diffuse noxious inhibitory control
Dü	Dünndarm
EAV	Elektroakupunktur nach Voll
ECIWO	embryo containing information of the whole organism
engl.	englisch
Erkr.	Erkrankung
ESA	Elektrostimulationsakupunktur
etc.	et cetera
evtl.	eventuell
FK	Funktionskreis
fMRI	funktionelle Magnetresonanztomographie
ggf.	gegebenenfalls
h	Stunde
He	Herz
HWS	Halswirbelsäule
HZV	Herzzeitvolumen
inkl.	inklusive
ISG	Iliosakralgelenk
Jh.	Jahrhundert
Kap.	Kapitel
KG	Konzeptionsgefäß
Komb.	Kombination
L1–L5	Lumbalsegmente 1–5
latein.	lateinisch
LB	Leitbahn
LG	Lenkergefäß
Lu	Lunge
LWK	Lendenwirbelkörper
LWS	Lendenwirbelsäule

M.	Morbus, Musculus
Ma	Magen
MAPS	Mikro-Aku-Punkt-System(e)
Mi	Milz
min	Minuten
N.	Nervus
n.Chr.	nach Christi Geburt
neg.	negativ
Ni	Niere
NNH	Nasennebenhöhlen
NPSO	Neue Punktuelle Schmerz- und Organtherapie
NW	Nebenwirkung(en)
o.Ä.	oder Ähnliches
ÖP	Öffnungspunkt
PAVK	periphere arterielle Verschlusskrankheit
Pe	Perikard
PET	Positronenemissionstomographie
Pl.	Plexus
PMS	prämenstruelles Syndrom
PNS	peripheres Nervensystem
Proc.	Processus
R.	Ramus
RAC	réflexe auriculocardiaque
s. Abb.	siehe Abbildung
Sek.	Sekunde(n)
s.o.	siehe oben
sog.	sogenannter
s. S.	siehe Seite
s. Tab.	siehe Tabelle
Std.	Stunde(n)
s.u.	siehe unten
Syn.	Synonym(e)
Tab.	Tabelle
TCM	Traditionelle Chinesische Medizin
Ther.	Therapie
TP	Triggerpunkt(e)
TSH	thyroideastimulierendes Hormon
u.a.	unter anderem
UEP	Unterer Einflussreicher Punkt
usw.	und so weiter
u.U.	unter Umständen
V.	Vena
v.a.	vor allem
VAS	vaskuläres autonomes Signal
v. Chr.	vor Christi Geburt
vgl.	vergleiche
WP	Wandlungsphase
WS	Wirbelsäule
YNSA	Neue Schädelakupunktur nach Yamamoto
z.B.	zum Beispiel
ZK	Zungenkörper
ZNS	Zentralnervensystem
z.T.	zum Teil

Terminologie

Es wurde versucht, die klassischen Fachtermini der Traditionellen Chinesischen Medizin bestmöglich mit deutschen Begriffen, zu übersetzen oder zu umschreiben. In manchen Fällen z. B. Qi, Yin, Yang etc., wurde der chinesische Fachausdruck jedoch beibehalten. Um Verwechslungen zu vermeiden, wurden einige deutsche Übersetzungen mit der ursprünglichen chinesischen Bezeichnung kombiniert, z. B. Geist-*Shen*, Blut-*Xue*.

Hinweise zur Nomenklatur der Punkte und Leitbahnen

Kennzeichnung der Punkte

Gemäß der international standardisierten Vorgehensweise ist jeder klassische Akupunkturpunkt wie folgt gekennzeichnet: Abkürzung der Leitbahn, auf welcher der Punkt liegt, gefolgt von der Nummer des Punktes, z. B.: Lu10 = 10. Punkt auf der Lungenleitbahn.

Benennung der Leitbahnen

In diesem Buch verwendete Bezeichnung	Standardisierte internationale Bezeichnung*	Chinesische Bezeichnung	Lateinische Bezeichnung nach Porkert	Weitere Bezeichnungen
Leitbahn (LB)	Meridian	Jing Luo	sinarteria	Gefäß, channel (engl.)
Lunge (Lu)	Lung (LU)	*Fei*	pulmonalis (P)	
Dickdarm (Di)	Large Intestine (LI)	*Da Chang*	intestini crassi (IC)	
Magen (Ma)	Stomach (ST)	*Wei*	stomachi (S)	
Milz (Mi)	Spleen (SP)	*Pi*	lienalis (L)	Milz-Pankreas (MP)
Herz (He)	Heart (HT)	*Xin*	cardialis (C)	
Dünndarm (Dü)	Small Intestine (SI)	*Xiao Chang*	intestini tenuis (IT)	
Blase (Bl)	Bladder (BL)	*Pang Guang*	vesicalis (V)	
Niere (Ni)	Kidney (KI)	*Shen*	renalis (R)	
Perikard (Pe)	Pericardium (PC)	*Xin Bao*	pericardialis (Pc)	Kreislauf-Sexualität (KS)
3Erwärmer (3E)	Triple Energizer (TE)	*San Jiao*	tricalorii (T)	Dreierwärmer, 3 Wärmebereiche
Gallenblase (Gb)	Gallbladder (GB)	*Dan*	fellei (F)	
Leber (Le)	Liver (LR)	*Gan*	hepatici (H)	
Lenkergefäß (LG)	Governor Vessel (GV)	*Du Mai*	regens (Rg)	Steuerungsleitbahn
Konzeptionsgefäß (KG)	Conception Vessel (CV)	*Ren Mai*	respondens (Rs)	aufnehmende Leitbahn

*aus: „A Proposed Standard International Acupuncture Nomenclature Report of a WHO Scientific Group" (WHO, Genf, 1991)

▌ Tab. 1: Übersicht über die mannigfaltigen Termini der Leitbahnen.

A Allgemeiner Teil

Einführung

Die Akupunktur ist eine Behandlungsmethode, bei der therapeutische Reize auf spezifische Punkte der Körperoberfläche ausgeübt werden. Diese **Akupunkturpunkte** sind in Form systematisch verteilter Punkteketten angeordnet. Diese **Leitbahnen** wiederum bilden die Schnittstelle zu sog. **Funktionskreisen,** die die Organsysteme des Körperinneren mit psychisch-emotionalen Reaktionsweisen und bestimmten Krankheitssymptomen in Bezug setzen.

> Wann immer in diesem Buch von Organen die Rede ist, sind sie im Sinne dieser komplexen „Muster von Entsprechungen" zu verstehen. Zur besseren Lesbarkeit wird jedoch oftmals nur der Name des Organs verwendet (z. B. „die Milz" statt „der Funktionskreis Milz")!

Eingebettet in das System der Traditionellen Chinesischen Medizin (TCM)❶ wird die Akupunktur seit mehreren Tausend Jahren vor allem im asiatischen Raum zur Therapie und Prophylaxe von Krankheiten eingesetzt. In den vergangenen Jahrzehnten wurde sie auch im westlichen Kulturkreis bekannt. Hier hat sie es geschafft, sich – trotz teils heftiger Kritik und Anfeindungen – als eine populäre Therapieform zu etablieren. Im Laufe dieser Entwicklung wurde die Akupunktur zunehmend einer wissenschaftlichen Prüfung unterzogen.❷

West gegen Ost?

Bei dem Versuch, zwei so komplexe Systeme wie die naturwissenschaftliche Medizin – nachfolgend auch westliche Medizin genannt – und die TCM im Rahmen dieses Buches miteinander zu vergleichen, kommt man nicht umhin, gewisse Sachverhalte vereinfacht und teilweise auch übertrieben pointiert darzustellen. Polemisch scheinende Gegenüberstellungen sind hier jedoch niemals wertend gemeint, genauso wenig sollen sie eine Kluft zwischen beiden Lagern schaffen oder vergrößern. Sie haben vielmehr den didaktischen Auftrag, Stärken und Schwächen dieser grundlegend unterschiedlichen, in sich jeweils eigenständigen Denkmodelle aufzuzeigen (❚ Tab. 1). Im Mittelpunkt steht nicht die Suche nach der „einzig wahren" Medizin, sondern das gemeinsame Ziel beider Methoden: die Gesundheit der Patienten zu erhalten oder wiederherzustellen.

Begegnet man vor diesem Hintergrund dem jeweils anderen System sowohl mit Respekt und ehrlichem Interesse als auch mit kritisch-intelligenter Distanz, dann eröffnet sich ein Raum für wertvolle gegenseitige Befruchtung – im Sinne einer umfassenden integrativen Medizin.

Westliche Medizin

Da die westliche Medizin heutzutage überall auf der Welt – auch in China – die Standardtherapie darstellt, wird ihre klinisch-praktische Vorgehensweise als allgemein bekannt vorausgesetzt. Ein kurzer anthropologischer Blick auf ihre Entwicklung kann jedoch zu einem erweiterten Verständnis beitragen:

▶ Das **Weltbild,** das der heutigen westlichen Medizin Pate stand, ist ein **atomistisch-mechanistisches**. Es wird getragen von der Überzeugung, dass ein Verstehen der kleinstmöglichen Einheit des menschlichen Körpers und dessen Manipulation den besten medizinischen Ansatz darstellt.
▶ Der Siegeszug der naturwissenschaftlichen Medizin begann mit der industriellen Revolution: Fortschreitende technologische Entwicklungen ermöglichten ein immer besseres Verständnis der Strukturen des menschlichen Körpers und seiner physiologischen, biologischen und genetischen Funktionen. Diese Erkenntnisgewinne führten zusammen mit der Erforschung und Entwicklung neuer Behandlungsmethoden zu immer besseren klinischen Lösungen.
▶ Durch die Methode des **Experiments** gelangt die westliche Medizin zu objektiven Aussagen: sowohl über die Entstehung und Entwicklung von pathologischen Veränderungen als auch über die Effektivität einer bestimmten Behandlungsform.

Die naturwissenschaftliche Medizin hat in ihrer Geschichte großartige Leistungen für die Menschheit vollbracht und wird dies sicherlich noch lange tun. Sie ist jedoch auch fehlbar: Wie jede Wissenschaft ist ihr Erkenntnisstand vorläufig und bedarf ständiger Verbesserungen. So trug ihre Sichtweise beispielsweise zur Teilung des Menschen in Körper und Psyche bei. Heutzutage stellen finanzieller und wissenschaftlicher Aufwand dieser hoch technisierten Medizin manches Gesundheitssystem vor große Probleme. Außerdem wächst der Anteil an chronischen und funktionellen Krankheiten, auf die die westliche Medizin (noch) nicht befriedigend einzugehen versteht.

Der chinesische Weg

Die Traditionelle Chinesische Medizin ist ein gut etabliertes System aus Wissen und praktischer Erfahrung, in dem über Jahrhunderte gesammelte empirische Beobachtungen mit daoistischen Theorien (s. S. 4) verknüpft sind. Dieses Denkmodell ist in sich logisch und befähigt den ausgebildeten Arzt, Symptome zu klassifizieren, eine Diagnose zu erstellen und entsprechende Therapieinterventionen vorzunehmen.

> Obwohl die Theorien der TCM vor über 2000 Jahren entstanden sind, enthalten sie Erkenntnisse, die bemerkenswerte Parallelen zu modernsten Denkansätzen wie z. B. der Quantenforschung, Salutogenese, Psycho-Neuro-Immunologie, Systemtheorie oder Kybernetik aufweisen.

Folgende Prinzipien sind charakteristisch für den chinesischen Ansatz (❚ Tab. 1):

▶ **Mensch als Mikrokosmos:** Die Gesetzmäßigkeiten, die in der Natur erkannt werden können, gelten auch für den menschlichen Körper – und umgekehrt. Gleichzeitig ist der Mensch als untrennbarer Teil des (Makro-)Kosmos äußeren Einflüssen unterworfen.

	TCM	Westliche Medizin
Erkenntnisgewinn	Phänomenologisch	Wissenschaftlich-experimentell
Methodik	Induktiv-synthetisch	Kausal-analytisch
Diagnose stützt sich auf ...	Subjektive Befindlichkeit plus Befund	Messbare, objektivierbare Fakten
Blickrichtung auf ...	Größere Zusammenhänge (Mensch, Umwelt, Emotionen etc.)	Details der Molekulargenetik, Anatomie, Biochemie etc.
Therapeutische Philosophie	Harmonie wiederherstellen, Gesundheit folgt	Krankheit erkennen, verstehen und beseitigen

▌ Tab. 1: Gegenüberstellung der beiden Medizinsysteme: In vielen Bereichen verhalten sie sich komplementär zueinander.

◗ Wandlung als Grundlage aller Existenz: Die Herausarbeitung von dynamischen und funktionellen Prozessen hat Vorrang gegenüber der Analyse von festen, statischen (anatomischen) Strukturen. Das Erkennen von Polaritäten, z. B. von Yin/Yang, und deren Einordnen in Regelkreise, z. B. in die fünf Wandlungsphasen (s. S. 10/11), sind grundlegende diagnostische Vorgehensweisen.

◗ Krankheit als Disharmonie: Aus Sicht der TCM beschreibt Gesundheit einen Zustand von innerer und äußerer Harmonie: innen ein ausgewogenes Zusammenspiel aller Organsysteme und Grundsubstanzen, außen ein Leben in Einklang mit den Schöpfungskräften. Krankheit entwickelt sich daher immer als Folge einer Störung dieser feinen Gleichgewichte.

◗ Zugang zur Krankheit ist phänomenologisch: Durch genaue Beobachtung und Erfragung werden unterschiedlichste Krankheitszeichen gesammelt und – unter besonderer Beachtung von Analogien – zu einem Gesamtbild zusammengeführt.

◗ Subjektive Eindrücke als Teil der Behandlung: Der Arzt bezieht wichtige diagnostische Informationen aus den eigenen Sinneseindrücken und aus dem subjektiven Befinden des Patienten.

Diese Aspekte machen jede TCM-Therapie zu einer individuellen Behandlung, die dem Patienten in seinem Kranksein gerecht zu werden versucht. Dabei arbeitet die chinesische Medizin oft mit blumigen Bildern und macht die ärztliche Tätigkeit zu einer Kunstform. Die Konzentration auf klinische Erfahrungen und großer Respekt vor „alten Meistern" haben jedoch ein Hinterfragen der jahrhundertealten Theorien über lange Zeit verhindert.

Methodik der TCM

Betrachtet man die TCM unter dem Gesichtspunkt der **Wissenschaftlichkeit,** so kann festgestellt werden, dass einige ihrer Vorgehensweisen die Kriterien wissenschaftlicher Methodik zumindest teilweise erfüllen:

◗ Beobachtung, Sammlung und Dokumentation klinischer Merkmale und Reaktionen auf Therapiemaßnahmen über Jahrhunderte hinweg (positive Empirie)
◗ Zusammenfassung dieser Daten unter der Festlegung von Normkonventionen (Systematisierung)

Andere zentrale Aspekte der TCM sind jedoch nicht wissenschaftlich nachprüfbar:

◗ Die doaistischen Prinzipien (vgl. S. 4/5) entziehen sich per definitionem einer wissenschaftlichen Prüfung („Das *Dao,* das man benennen kann, ist nicht das wahre *Dao*", Laozi).
◗ Die bewusste Betonung der subjektiven Einflussnahme des Arztes macht es zudem schwer, standardisierte Bedingungen für eine experimentelle Prüfung zu schaffen.

> Die einzelnen Behandlungsverfahren der TCM jedoch lassen sich in modernen wissenschaftlichen Studien auf ihre Wirksamkeit hin prüfen. Dies ist notwendig und geschieht momentan überall auf der Welt.

Dies ändert jedoch nichts an der Tatsache, dass die TCM an sich keine wissenschaftliche Methode ist. Sie hatte nie diesen Anspruch, und um die letztendlichen Ziele der Medizin zu erreichen, muss sie dies auch nicht sein. Außerdem macht man sich selten bewusst, dass heutzutage weltweit ein Rationalismus dominiert, für den das Objektive der einzig gültige Parameter für die Wahrheit ist. Das hat zur Folge, dass unwissenschaftlich fast automatisch mit falsch oder fehlerhaft gleichgesetzt wird. Die Erforschung der chinesischen Therapien stellt die Medizinwissenschaft vor interessante Herausforderungen, was Methodik und Standardisierbarkeit entsprechender Studien anbelangt. Es wird spannend sein zu sehen, wie viel Traditionelles in der chinesischen Medizin überlebt und ob sich das westliche wissenschaftliche Medizinverständnis von dieser östlichen Weisheitslehre beeinflussen lässt.

Zusammenfassung

✶ Die westliche und östliche Medizin repräsentieren zwei eigenständige, funktionierende Medizinsysteme.

✶ Die chinesische Medizin basiert auf einem Denk- und Wertesystem, das sich vom im Westen vorherrschenden Weltbild stark unterscheidet.

✶ Die TCM ist in ihrer Methodik nur zum Teil wissenschaftlich, ihre Therapien lassen sich aber in medizinischen Studien kontrollieren.

Geschichte und Zusammenhänge

Auch wenn die TCM keinen so einheitlichen Ursprung hat, wie im Westen allgemein angenommen wird, so kennt die Medizingeschichte doch keine andere Methode, die sich in solcher Kontinuität bis heute bestätigt und bewährt hat. Die Ursprünge der Akupunktur reichen **bis 10 000 v.Chr.** zurück, als Nadeln aus Stein oder Bambus therapeutisch eingesetzt wurden. Die Anfänge der Moxibustion werden sogar noch früher datiert!

> Ein grundlegender Unterschied zur Entwicklung der westlichen Medizingeschichte ist, dass in China altes Wissen nicht als überholt verworfen wurde. Neue Erkenntnisse wurden in die bestehenden Konzepte integriert und bereicherten so das bereits Bekannte. Dies hatte – auch in Zusammenhang mit der chinesischen Mentalität – zur Folge, dass sich Brüche und teilweise widersprüchliche Theorien nebeneinander etablieren konnten.

Daoismus

Die Lehre vom *Dao* (Syn. *Tao*) ist eine alte chinesische Weisheitslehre, deren historisch gesicherte Ursprünge im 4. Jh. v. Chr. liegen (Verfassung des *Dao De Jing,* s. u.). Gemeinsam mit dem Buddhismus und dem Konfuzianismus bildet sie die „drei Lehren", die großen Einfluss auf geistliches und weltliches Leben in China und darüber hinaus ausüben. So findet sich daoistisches Gedankengut unter anderem in der Politik, in den Kampfkünsten sowie in Wirtschaft, Philosophie und Kunst des asiatischen Raums wieder.

> In der TCM spiegeln die Lehre von Yin/Yang sowie die Theorie der fünf Wandlungsphasen den daoistischen Einfluss wider.

Daoistische Ethik

Das *Dao* (das Namenlose oder Unbenennbare, ursprünglich: der Weg) weist in die Ebene der Non-Dualität: Es steht für Anfang und Ende zugleich, für ewige Essenz, die in allem zum Ausdruck kommt – selbst jedoch ohne Form und Namen ist. Ungeboren, bringt es durch sein Wirken die Schöpfung hervor, indem es die Dualität gebiert, aus dessen Dynamik heraus wiederum alle Dinge entstehen:
„Das *Dao* erzeugt eins,
eins erzeugt zwei,
zwei erzeugt drei
und drei erzeugt die zehntausend Dinge" (Laozi)

Sein Ausdruck ist ständiger Wandel. Es präsentiert sich im „Von-selbst-so-Seienden" der Natur: spontan und ohne Anstrengung. Ziel menschlichen Daseins ist ein Leben in Einklang mit dem *Dao,* was zu dauerhaftem Glück und Unsterblichkeit führen soll. Deshalb kultiviert der „wahre Mensch" sein Wesen, indem er den Fluss des *Dao* erkennt, sich ihm anpasst und so wenig wie möglich in die Spontaneität des Seins eingreift. Diese Haltung wird *Wu Wei* (Handeln im Nicht-Handeln oder Nicht-Eingreifen) genannt.

Laozi

Laozi (Syn. Laotse, Lao-Tse) gilt als Schöpfer des **Dao De Jing** (Syn. *Tao Te King*), des einflussreichsten Werks des Daoismus, und somit als dessen Urvater. Trotz zahlreicher Legenden und seiner zeitweiligen Verehrung als Gottheit ist seine geschichtliche Existenz nicht gesichert. Das *Dao De Jing* besteht aus einer Sammlung mystischer Aphorismen, die zur eigenen Interpretation anregen sollen. Es existieren Hunderte Interpretationen, Kommentare und Übersetzungen dieses Werks.

Geschichte der Akupunktur in China

Die Geschichte der TCM und mit ihr die der Akupunktur im alten und im neuen China kann mit Hilfe einer Auflistung wichtiger Ärzte und Bücher zusammengefasst werden (▮ Tab. 1).

Geschichte der Akupunktur im Westen

Im Jahre 1657 findet das therapeutische Stechen von Nadeln erstmals bei Jakob de Bondt Erwähnung. Der Begriff Akupunktur wurde einige Jahre später von Dr. Willem Ten Rhyne eingeführt. Andreas Cleyer verfasste 1682 mit seinem Werk „Specimen medicinae sinicae" die erste theoretische Abhandlung über die chinesische Medizin.
Nach ersten klinischen Arbeiten im späten 18. Jh. erfreute sich die Akupunktur zu Beginn des 19. Jh. eines regen Interesses in bestimmten Pariser Ärztekreisen. Eine Integration in die sich derzeit rasant entwickelnde wissenschaftliche Medizin fand jedoch nicht statt. Erst in den 1930er-Jahren war es Georges Soulie de Morant, der – nach jahrzehntelangem Studium in China – den Westen mit wesentlichem Wissen über theoretische Hintergründe, Diagnostik und Physiologie der TCM versorgte.

Zeitalter	Medizinische Literatur	Verfasser, berühmte Ärzte, Hinweise
Zeit: unbekannt Zusammenge-fasst in der heu-tigen Form im 8. Jh. n. Chr.	*Huang Di Nei Jing* („Innerer Klassiker des gelben Kaisers") ❸ Zwei Teile: ▸ *Su Wen* mit allgemeinen Hinweisen zu Krankheitsentstehung und -verlauf ▸ *Ling Shu* mit konkreten Anleitungen für Akupunktur und Moxibustion	Autor: unbekannt Zusammengefasst in der heutigen Form durch Wang Bing
„Zeit der strei-tenden Reiche" (5. Jh. – 221 v. Chr.)	Kleinere Werke wie „11 Leitbahnen" oder „52 Rezepturen"	Beginn der systematischen Rezeptkunde und der Syndromdifferenzierung
Qin-Dynastie und Han-Dynastie (221 v. Chr. – 220 n. Chr.)	*Nan Jing* („Klassiker der Problematik", eine Erläuterung des *Huang Di Nei Jing*) Eine erste Version des *Shang Hang Lun* beschreibt Infektionskrankheiten und innere Erkrankungen	Hua Tao (berühmter Akupunkturarzt mit chirurgischen Kenntnissen) Zhang Zhongjing
Jin-Dynastie (265 – 581)	*Zhen Jiu Jia Yi Jing* (systematische Zusammenfassung der Aku- und Moxatherapie)	Huang-Fu Mi
Sui-Dynastie und Tang-Dynastie (581 – 907)	Erste große Kompendien: ▸ In der Akupunktur (*Qian Jin Yao Fang*) ▸ In der Kräutertherapie (*Wai Tai Mi Yao*)	Sun Si-Miao Wang Tao
Song-Dynastie (960 – 1279)	*Tong Ren Shu Xue Zhen Jiu Tu Jing* (Klassiker der Aku-Moxa-Therapie an der „Bronzefigur")	Wang Weiyi
Jin-Dynastie und Yuan-Dynastie (1115 – 1368)	*Shi Si Jing Fa Hui* (Einführung der 14 Leitbahnen)	Hua Shou
Ming-Dynastie (1368 – 1644)	*Ben Cao Gang Mu* („Materia Medica": größte Sammlung von Kräutermedikamenten) *Zhen Jiu Da Cheng* (Kompendium und Meilenstein in der Systematik der Aku-Moxa-Therapie)	**Li Shizen** Yang Jizhou Blütezeit der Akupunktur und Moxibustion mit vielen berühmten Ärzten und Werken
Qing-Dynastie (1644 – Anfang 20. Jh.)	*Yi Zong Jin Jian* („Goldener Spiegel der Medizin")	Wu Qian
1911 (Gründung der Volksrepublik China) – 1949	Ausschließliche Förderung der modernen westlichen Medizin und Ächtung der klassischen chinesischen Medizinlehren, der TCM im weiteren Sinne, deren Ausübung zeitweise unter Strafe gestellt war	
Nach 1950	▸ Erneute Förderung der TCM unter der Regierung Mao Zedongs, jedoch reduziert auf eine standardisierte Zusammenstellung bestimmter Theorien und Praktiken der TCM im engeren Sinne ▸ Ausbildung sog. Barfußärzte zur kostengünstigen Gesundheitsversorgung der ländlichen Gebiete in Chinas ▸ Universitäre Ausbildung in TCM mit wissenschaftlicher Forschung ▸ Drei parallele Systeme: TCM, Schulmedizin und integrierte chinesische Medizin	

▌ Tab. 1: Meilensteine der TCM-Geschichte.

Akupunktur in Deutschland

In Deutschland hat die Akupunktur seit den 1950er-Jahren einen erstaunlichen Wandel durchlebt, sowohl auf Seiten der Behandler als auch in der Betrachtung durch die Gesellschaft und die Hochschulen:

▸ **Staunen und Probieren:** Die ersten Pioniere – meist Ärzte mit Lehrern aus Frankreich oder China – praktizierten Akupunktur und gaben ihre persönlichen Erfahrungen weiter.
▸ **Entdeckung der TCM:** Ein erweiterter interkultureller Austausch und Interesse an Asien enthüllten die Bedeutung der TCM als Überbau der Akupunktur. Auf Seiten der Befürworter entstand die Hoffnung, mit einer richtig verstandenen TCM Zugang zu einer besseren Medizin zu haben. Gleichzeitig gab es auf Seiten der Hochschulmedizin Unverständnis und Ablehnung wegen der scheinbaren Unwissenschaftlichkeit der Methode.
▸ **Entmystifizierung der TCM:** Durch ständig wachsendes Wissen und langjährige Erfahrung in etablierten Schulen und eigenständigen Kliniken wurde das Vertrauen der Behandler in die Akupunktur und die TCM größer – einhergehend mit dem Bewusstsein, dass man auch hier keine Wundermedizin betreibt. Zunehmende Evidenz der klinischen Wirksamkeit veranlassten auch die Hochschulen zur Integration der Akupunktur in interdisziplinäre Konzepte, z. B. in der Schmerz- und Palliativmedizin.
▸ **Aktuelle Phase:** Akupunktur ist an den meisten medizinischen Hochschulen Deutschlands in Therapie, Lehre und Forschung vertreten. Die prophylaktischen Wirkungen der TCM, z. B. beim *Qi Gong,* werden von vielen Krankenkassen anerkannt und gefördert. Die Akzeptanz in der Bevölkerung ist ungebrochen hoch. Gleichzeitig herrscht noch große Skepsis, die durch oftmals widersprüchlich erscheinende Forschungsergebnisse bestärkt wird.
▸ **Ausblick und Vision:** Es besteht die Entwicklungsmöglichkeit hin zu einer globalen, integralen Medizin: Die nachgewiesenermaßen gesundheitsfördernden Aspekte jedes bekannten Medizinsystems werden übernommen, Theorien und Praktiken, die sich als nutzlos erweisen, werden zurückgelassen.

Zusammenfassung

✖ Die Akupunktur ist Jahrtausende alt und eingebettet in das älteste noch bestehende Medizinsystem: die TCM.

✖ Die Akupunktur hat in Deutschland verschiedene Phasen durchlaufen: Alternativmedizin → Komplementär-Medizin → Integrative Medizin.

Wissenschaftliche Grundlagen

Die Grundlagenforschung zur Wirkung der Akupunktur ist momentan rund um den Globus Thema zahlreicher wissenschaftlicher Publikationen. Neben den hier vorgestellten neurobiologischen Wirkmechanismen sind natürlich auch Forschungserkenntnisse aus anderen Bereichen, zum Beispiel der Psychologie, unabdingbar, um zu einem besseren Verständnis der komplexen Vorgänge zu gelangen, die durch eine Akupunkturbehandlung im Menschen ausgelöst werden. Dieses Kapitel zeigt am Beispiel von somatischen Zusammenhängen in der Schmerztherapie – zusammenfassend dargestellt in ❚ Abb. 3 – also nur einen kleinen Ausschnitt aus der aktuellen Akupunkturforschung und zitiert in weiten Teilen aus dem Artikel „Psychophysiologische Wirkmechanismen von Akupunktur in der Behandlung von Schmerzen" [5].

Mechanismen und Wirkungen

Lokoregionale Mechanismen

Die Insertion einer Akupunkturnadel in das Gewebe löst verschiedene lokale Reaktionen aus:

❚ **Veränderung des Bindegewebes:** Einstich und Rotation einer Akupunkturnadel bewirken Formationsänderungen der umgebenden Bindegewebsfasern, welche wiederum intrazelluläre Reaktionen, z. B. Änderungen im Zytoskelett, nach sich ziehen.
❚ **Ausschüttung von vasoaktiven Neuropeptiden:** Häufig wird während einer Nadelung die Bildung eines roten Hofes um die Einstichstelle beobachtet, was vermutlich auf eine Ausschüttung von vasoaktiven Neuropeptiden wie Substanz P und CGRP zurückzuführen ist.

❚ **Auflösung muskulärer Triggerpunkte:** Eine große Zahl klassischer Akupunkturpunkte und lokaler druckdolenter Punkte (*Ashi*-Punkte) korreliert mit myofaszialen Triggerpunkten. Eine direkte Nadelung dieser Punkte bewirkt – ausgelöst durch eine Stimulation der motorischen Endplatte – eine Zuckung (twitch response) und anschließende Detonisierung des Muskels.
❚ **(Regionale) Perfusionsveränderungen:** Nach einer kurzen Verminderung des Blutflusses lässt sich eine erhöhte Durchblutung der behandelten Extremität und anderer Körperbereiche nachweisen, die über den Zeitraum der Nadelung andauert.

Segmentale Mechanismen

Segmentale afferente Hemmung

Ein Akupunkturreiz löst, abhängig von der Reizintensität, unterschiedliche Reaktionen im Hinterhorn des Rückenmarks aus:

❚ Leicht schmerzhafte Reize können über eine Aktivierung von afferenten **A-delta-Fasern** zu einer Langzeithemmung der synaptischen Übertragung nozizeptiver Impulse an den Hinterhornneuronen führen.
❚ Auch nicht schmerzhafte Akupunkturreize können auf Rückenmarksebene zur Schmerzmodulation beitragen: Melzacks **Gate-Control-Theorie** (kürzlich zur „Neuromatrix-Theorie" weiterentwickelt) schreibt bei diesem Vorgang der Aktivierung von **A-beta-Fasern** eine entscheidende Rolle zu. Die auch hier auftretende Schmerzhemmung im Hinterhorn ist von kürzerer Dauer als die oben beschriebenen Effekte der A-delta-Afferenzen (❚ Abb. 1).

Segmentreflektorische Effekte

Im Rückenmark konvergieren Afferenzen aus Haut und inneren Organen auf dieselben Neuronenpopulationen und bilden einen **somatoviszeralen Reflexbogen** (❚ Abb. 2). Dies führt zu einem sog. übertragenen Schmerz und erklärt viszerokutane Phänomene wie Hautveränderungen an den Head'schen Zonen bei Erkrankungen innerer Organe. In umgekehrter Richtung lässt sich durch Reizung der Haut Einfluss nehmen auf die Viszeralorgane, wobei wahrscheinlich eine systemische Veränderung der vegetativen Regulation eine zusätzliche Rolle spielt.

Systemische Wirkungen

Aktivierung der supraspinalen deszendierenden Hemmung

Bei diesem Mechanismus projizieren verschiedene deszendierende Efferenzen aus den Hirnstammkernen auf nozizeptive Hinterhornneurone und hemmen so auf spinaler Ebene die Verarbeitung nozizeptiver Afferenzen. Die deszendierende

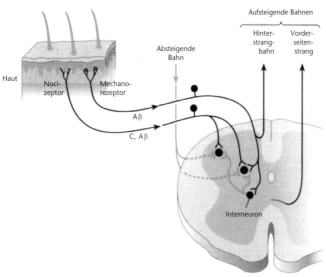

❚ Abb. 1: Schmerzhemmende Einflüsse auf Rückenmarksebene: An den Hinterhornneuronen kann die Erregungsübertragung nozizeptiver Afferenzen durch hemmende Synapsen (schwarz) abgeschwächt werden. Die Hemmung kann auf segmentaler Ebene durch den afferenten Einstrom selbst oder durch deszendierende Bahnen verursacht werden. [5]

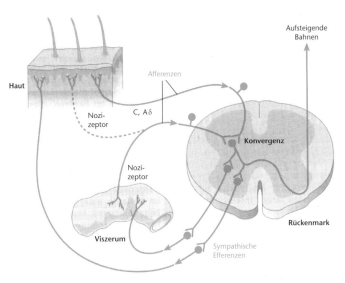

■ Abb. 2: Somatoviszeraler Reflexbogen [5].

Hemmung bildet eine zentrale Instanz bei der körpereigenen Schmerzabwehr und beinhaltet u. a. folgende Mechanismen: **stressinduzierte Analgesie**, **Diffuse Noxious Inhibitory Control (DNIC)** und die **Modulation des endorphin-ergen Systems** (erhöhte Ausschüttung körpereigener Opiate).

Zerebrale Mechanismen

Mittels neuester Bildgebungsverfahren wie funktioneller Kernspintomographie (fMRI) und Positronenemissionstomographie (PET) sind in den vergangen Jahren interessante Studien zur Untersuchung zerebraler Wirkmechanismen der (Schmerz-)Akupunktur durchgeführt worden. Obwohl sich die bisherige Datenlage noch als recht heterogen erweist, findet sich Übereinstimmung in der Beobachtung, dass Akupunktur eine **Aktivierungsmodulation in zahlreichen zerebralen Zentren,** die der Schmerzverarbeitung dienen, hervorruft. Außerdem ergeben sich Hinweise auf eine Modulation der **Aktivierung limbischer Strukturen,** welche die affektive Dimension von Schmerzen verarbeiten.
Mit Hilfe der transkraniellen Doppler-Sonographie ergeben sich zudem Hinweise auf eine **Beeinflussung der zerebro-vaskulären Erregbarkeit,** die beispielsweise bei Migräne eine wichtige Rolle spielt.

Vegetative Wirkungen

Akupunktur bewirkt verschiedenste vegetative Reaktionen, messbar beispielsweise an der Modulation von Herzfrequenz, Sympathikotonus und Vagotonus, HZV. Die jeweilige Reaktionsrichtung ist jedoch von verschiedenen Faktoren abhängig, z. B. von der Nadelstimulationsart oder vom funktionellen Grundzustand des akupunktierten Individuums. Allgemein zu verzeichnende vegetative Effekte sind während der Nadelung auftretende sympathikotone Reaktionen, die

von einer sog. poststimulativen Sympathikolyse abgelöst werden. Allerdings scheint sich die vegetative Reaktion des Organismus im Verlaufe wiederholter Sitzungen zu verändern, möglicherweise aufgrund von adaptiven Effekten.

Endokrine Wirkungen

Während (Elektro-)Akupunktur kommt es zur Aktivierung des Hypothalamus, was vermutlich zu einer veränderten Ausschüttung von **Neurotransmittern** führt. Neben den oben erwähnten Endorphinen sind hier noch Oxytocin und Serotonin hervorzuheben.

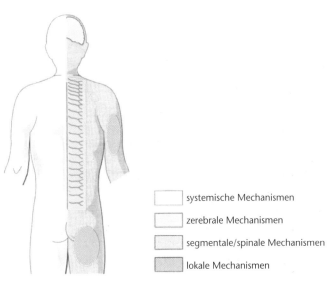

| systemische Mechanismen |
| zerebrale Mechanismen |
| segmentale/spinale Mechanismen |
| lokale Mechanismen |

Schrittweise Aktivierung des endophinergen Systems?
Veränderung der vegetativen Regulation (Sympathikolyse)
Modulation des Endokrinums und verschiedener Transmittersysteme (u.a. Serotonin, Oxytocin)
Verminderung der zerebrovaskulären Erregbarkeit (bei Migräne)?
Veränderung der zerebralen Schmerzverarbeitung (limbisches System)
Zentrifugale antinozizeptive Mechanismen (deszendierende Hemmung)
Somatoviszeraler Reflexbogen
Synaptische Langzeithemmung am Hinterhorn („long-term depression"), „Gate-Control"-Mechanismus
Ausschüttung lokaler Gewebemediatoren: Verbesserung der lokalen Perfusion, antiinflammatorischer Effekt?
Auflösung von Myogelosen/Triggerpunkten

■ Abb. 3: Überblick über mögliche therapeutisch relevante Mechanismen der Akupunkturtherapie von Schmerzen. Die Abbildung zeigt die Wirkmechanismen topographisch gegliedert, entsprechend ihrem Angriffspunkt im Organismus (lokal/segmental/zerebral/systemisch). Insbesondere mit einem Fragezeichen versehene Mechanismen sind physiologisch plausibel, bedürfen jedoch noch weiterer experimenteller und klinischer Studien. [5]

Zusammenfassung

✖ Die Grundlagenforschung zur Wirkung der Akupunktur deckt ständig neue Zusammenhänge auf und hilft, die genauen Wirkmechanismen zu verstehen.

Yin/Yang, Qi und die fünf Wandlungsphasen I

Die Akupunktur ist auch im Westen sehr bekannt. Sie stellt jedoch nur **eine von fünf Therapieformen** der TCM, dar (**❙** Abb. 1). Alle fünf Säulen dieses Medizinsystems benutzen dieselben Grundlagen zum Erstellen einer Diagnose und des daraus folgenden Therapiekonzeptes. Sie sind ein frühes Beispiel für interdisziplinäre Medizin, denn die einzelnen Therapieformen greifen ineinander, und jede hat ihre Stärken und Spezialgebiete.

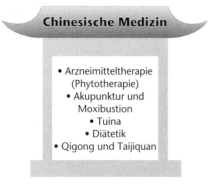

❙ Abb. 1: Die fünf Säulen der TCM-Therapie: Arzneimitteltherapie, Akupunktur und Moxibustion, Tuina (chin. Massage), Diätetik, Qi Gong (Atem- und Bewegungstherapie) und *Tai Ji Quan* (Tai Chi). [4]

Yin und Yang

Das daoistische Konzept von Yin und Yang, das in allen Dingen eine ihnen innewohnende Polarität erkennt, ist tief im östlichen Denken verankert: Es beschreibt nicht weniger als die **Eigenschaften und Funktionsweisen aller Formen der Existenz** und durchdringt damit natürlich auch alle Bereiche der chinesischen Medizin (**❙** Tab. 1 u. 2). Die verschiedenen Aspekte von Yin und Yang sind im Bild der Monade (**❙** Abb. 2) zum Ausdruck gebracht.

> Vergleichbar mit dem binären Code, der Computern das Rechnen ermöglicht, verkörpert die Yin/Yang-Polarität die Grundfunktion im System der chinesischen Medizin.

> Es ist sehr wichtig zu verstehen, dass Yin und Yang nie absolut sind, sondern immer nur zur relativen Beschreibung des gerade betrachteten Objekts dienen.

So ist z. B. der Herbst im Vergleich zum Winter Yang – relativ zum Sommer ist er jedoch Yin. Außerdem lassen sich **zyklische Abläufe** auch als eine Funktion von Yin und Yang darstellen (**❙** Abb. 3): Auf den Winter (Yin im Yin) folgen Frühling (Yang im Yin), Sommer (Yang im Yang), Herbst (Yin im Yang) und wieder Winter.

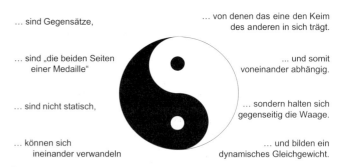

❙ Abb. 2: Die wesentlichen Aspekte von Yin und Yang und deren bildliche Darstellung in der Monade.

Yin/Yang in der Medizin

> Gesundheit bedeutet: Der Mensch in ständigem dynamischem Wandel – dabei ein harmonisches Gleichgewicht von allen Yin und allen Yang bewahrend.

Jedem noch so komplizierten Krankheitsbild, das in der TCM als Syndrom bezeichnet wird, liegt also ein Ungleichgewicht von Yin und Yang, meist auf mehreren verschiedenen Ebenen, zugrunde. Aufgabe des Arztes ist es, die zugrunde liegenden Störungen zu erkennen und durch entsprechende therapeutische Reize dem Organismus bei der Wiederherstellung der Harmonie zu helfen. Das Diagnosesystem *Ba Gang*

Betrachtungsebene	Yin	Yang
Natur (Makrokosmos)	Nacht	Tag
	Erde	Himmel
	Mond	Sonne
	Wasser	Feuer
	Winter	Sommer
Universelle Polaritäten	Materie	Energie
	Weibliches Prinzip	Männliches Prinzip
	Kälte	Hitze
	Struktur	Funktion
„Charakter"	Ruhend-passiv	Dynamisch-aktiv
	Bewahrend-involutiv	Ausdehnend-evolutiv
	Absenkend	Aufsteigend

❙ Tab. 1: Yin- und Yang-Entsprechungen allgemein.

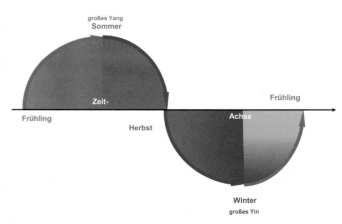

❙ Abb. 3: Der zyklische Wandel von Yin und Yang stellt sich als Sinuskurve dar.

	Yin	Yang
Körper (Mikrokosmos)	Bauch (vorn)	Rücken (hinten)
	Unten	Oben (Kopf)
	Innen	Außen
	Tief	Oberflächlich
	Blut	Qi
	Zang-Organe	Fu-Organe
Krankheitsaspekte	Chronisch	Akut
	Innere Organe	Leitbahnen

▌ Tab. 2: Yin und Yang mit wichtigen Entsprechungen für Diagnostik und Therapie.

(s. S. 24/25) benutzt die Yin/Yang-Dualität zum Kategorisieren von Krankheitssymptomen.

> Das Zusammenspiel von Yin und Yang auf körperlicher Ebene lässt sich mit dem Bild eines Autos veranschaulichen: Der Motor, der für Bewegung, Aktivität und Wärmeentwicklung sorgt, repräsentiert das Yang. Ohne Kühlwasser und Schmiermittel, das dem Yin entspricht, würde das Auto aber sehr schnell überhitzen und könnte seine Funktion nicht erfüllen.

Die Grundsubstanzen

Die chinesische Medizin beschreibt fünf Grundsubstanzen (▌ Abb. 4), deren Zusammenwirken den menschlichen Körper lebendig machen. Diese sind: **Qi, Blut-*Xue*, Säfte, Essenz-*Jing* und Geist-*Shen*.** Da die Funktionen der Säfte sehr eng mit denen des Bluts verknüpft sind und auf Essenz-*Jing* und Geist-*Shen* bei den Wandlungsphasen Wasser und Feuer eingegangen wird (s. S. 34/35, 38/39), folgt nun eine eingehende Betrachtung der klinisch bedeutsamsten Entitäten: Qi und Blut-*Xue*.

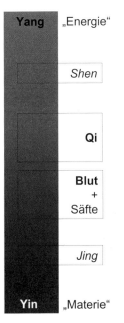

▌ Abb. 4: Die fünf Grundsubstanzen: Jede Grundsubstanz hat ihren „Frequenzbereich" zwischen Yin und Yang. Qi und Blut liegen im mittleren Bereich und sind deshalb so gut therapeutisch beeinflussbar.

Qi – überall vorhanden und schwer zu beschreiben

Der Begriff Qi wird in verschiedenen Zusammenhängen gebraucht: Im **allgemeinen philosophischen Kontext** beschreibt er eine universelle, lebensspendende Energie, die allen Dingen – belebt und unbelebt – innewohnt. Vom feinsten Gedankenhauch bis zum Jahrtausende überdauernden Stein: Alles ist Ausdruck von Qi in unterschiedlichsten Kondensationszuständen. Sind Yin und Yang die Urpole der Schöpfung, dann ist Qi die Spannung, die zwischen diesen beiden entsteht und wirkt.

Im **medizinischen Bereich** ist das Qi von entscheidender Bedeutung, zielt doch jede Therapie darauf ab, es so zu beeinflussen, dass die Harmonie von Yin und Yang wiederhergestellt wird. Auch im Körper begegnet uns Qi in unterschiedlichen „Verkleidungen". Sein chinesisches Schriftzeichen – aufsteigender Dampf zusammen mit ungekochtem Reis – weist auf ein Durchdringen von Stofflichem sowie Immateriellem hin. Diese Existenz des Qi an der Grenzfläche zwischen Materie und Information ermöglicht ein feines therapeutisches Arbeiten und eröffnet einen großen Raum für prophylaktische Anwendungen: Krankheiten, die als Ungleichgewichte auf der Qi-Ebene gelten, können behandelt werden, bevor sie sich gänzlich auf der stofflichen Ebene manifestieren.

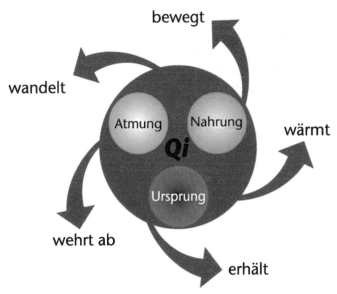

▌ Abb. 5: Funktionen und Herkunft des Qi. [4]

> Das Qi ist durch seine Funktionen und Wirkungen indirekt nachweisbar. Außerdem ist es sinnlich erfahrbar und zwar nicht nur in Akupunkturbehandlungen oder durch Qigong-Übungen: Der Schauer, der uns beim Gähnen über den Nacken läuft, eine sich ausbreitende Gänsehaut, sexuelle Erregung oder das Erröten in peinlichen Situationen – im Verständnis der TCM sind dies Beispiele für Qi-Bewegungen im Körper, die jeder Mensch schon spontan gespürt hat.

Yin/Yang, Qi und die fünf Wandlungsphasen II

Funktionen des Qi

Die chinesische Medizintheorie beschreibt verschiedene Arten von Körper-Qi, hier wird jedoch auf das in den Leitbahnen zirkulierende Qi fokussiert, welches aus Luft, Essenz-*Jing* und Nahrung gebildet wird. Seine allgemeinen Funktionen (bewegen, wärmen, etc. ▌Abb. 5, S. 9) werden im menschlichen Organismus schwerpunktmäßig von einzelnen Funktionskreisen übernommen: So ist beispielsweise die Milz dafür zuständig, Organe an ihrem Platz zu halten, die Leber sorgt für Bewegung, während die Niere die nötige Wärme liefert etc.

Pathologien des Qi

▌ **Qi-Stagnation:** Dabei ist der freie Fluss des Qi gestört. In den Leitbahnen führt dies zu Schmerzen, bei den inneren Organen zu Fehlfunktionen. Eine länger bestehende Qi-Stagnation kann eine Blut-Stase (s. u.) oder Hitze-Prozesse nach sich ziehen.

▌ **Qi-Mangel:** In generalisierter Form äußert sich ein Qi-Mangel, der auch als eine relative Qi-Leere bezeichnet werden kann, durch allgemeine Adynamie, Blässe, Kurzatmigkeit und durch Verschlimmerung bei Belastung.

▌ **Gegenläufiges oder rebellisches Qi:** Hier läuft das Qi in die falsche Richtung und löst Symptome wie Husten (rebellisches Lungen-Qi) oder Erbrechen (rebellisches Magen-Qi) aus.

> Auch einzelne Funktionskreise können einen Qi-Mangel haben. Dies äußert sich in Form einer Funktionsschwäche. Häufig sind Milz-Qi-Mangel mit breiigen Stühlen, Müdigkeit und kraftlosen Extremitäten und Nieren-Qi-Mangel mit LWS-Beschwerden, Kältegefühl, Hörschwäche und Inkontinenz.

Blut-*Xue*

Der chinesische Begriff *Xue* ist nicht mit dem Blut im westlichen Sinne gleichzusetzen, obwohl dieses mit darin enthalten ist. Blut-*Xue* stellt den materiellen Partner des Qi dar und ist die wichtigste Yin-Substanz des Körpers (▌Abb. 4, S. 8/9). Seine Funktionen sind die **Ernährung** und **kühlende Befeuchtung** des Körpers, v. a. der Nägel, Sehnen, Augen und Haare.

> Qi und Blut-*Xue* bilden eine funktionelle Einheit: Die dynamischen, energetischen Yang-Eigenschaften des Qi lenken das Blut, welches wiederum mit seinen struktiven Yin-Eigenschaften als Trägermaterial des Qi dient. „Qi ist der Befehlshaber des Blutes – das Blut ist die Mutter des Qi."

Pathologien des Blut-*Xue*

Ist der Fluss des Blut-*Xue* gestört, ergeben sich Probleme, die im naturwissenschaftlichen Verständnis oft einer gestörten Mikrozirkulation entsprechen:

Milz	Bildet das Blut-*Xue* und hält es in den Gefäßen
Leber	Reguliert die zirkulierende Blutmenge und wirkt als Blutspeicher
Herz	Sorgt durch den Pulsrhythmus für die Zirkulation des Blut-*Xue*

▌ Tab. 1: Die Funktionskreise Milz, Leber und Herz haben besondere Beziehungen zum Blut-*Xue*.

▌ **Allgemeiner Blutmangel** tritt meist aufgrund einer Bildungsstörung (▌Tab. 1, S. 12/13) ein.

▌ **Blut-Stase** bedeutet eine Verlangsamung oder ein Anhalten des *Xue*-Flusses, also der Mikrozirkulation, mit folgenden Symptomen: heftiger, fixierter Schmerz, druckdolente Schwellung, Hautveränderungen, Hämorrhagie mit dunklem, verklumptem Blut, zyanotische (livide) Zunge mit gestauten Zungengrundvenen.

▌ **Hitze- und Kältesyndrome** können auch die Blutebene betreffen und Symptome wie helle Blutungen, Aphthen, lokale Hyperämie, Juckreiz und Trockenheit als Zeichen von Hitze hervorrufen.

Die fünf Wandlungsphasen

Die Theorie der fünf Wandlungsphasen ist ein Versuch, alle Phänomene und deren Wechselwirkungen in einem System von Analogien darzustellen. Die unter den Elementsymbolen **Holz, Feuer, Erde, Metall** und **Wasser** zusammengefassten Entsprechungen (▌Tab. 2) zeichnen vor allem ein Bild von dynamischen Mustern. Jede der fünf Kategorien besitzt charakteristische Qualitäten und steht in speziellen Beziehungen zu den anderen Elementen:

Wandlungs-phase	Holz	Feuer	Erde	Metall	Wasser
Richtung	Osten	Süden	Mitte	Westen	Norden
Jahreszeit	Frühling	Sommer	Spät-sommer	Herbst	Winter
Farbe	Grün	Rot	Gelb	Weiß	Schwarz
Geschmack	Bitter	Sauer	Süß	Scharf	Salzig
Klimafaktor	Wind	Hitze	Feuchtig-keit	Trockenheit	Kälte
Emotion	Ärger	Freude	Grübeln	Traurigkeit	Angst
Sinnesorgan Sinnesfunktion	Auge Sehen	Zunge Sprechen	Lippen Schmecken	Nase Riechen	Ohr Hören
Gewebe	Sehnen/ Muskeln	Blut und Gefäße	„Fleisch" (Binde-gewebe)	Haut und Körperhaar	Knochen, Zähne, Haar
Yin-Organ (chin. *Zang*)	Leber (Le)	Herz (He)	Milz (Mi)	Lunge (Lu)	Niere (Ni)
Yang-Organ (chin. *Fu*)	Gallen-blase	Dünndarm	Magen	Dickdarm	Blase

▌ Tab. 2: Die fünf Wandlungsphasen und eine Auswahl an Entsprechungen, größtenteils von medizinischer Bedeutung. Die Organpaare der Funktionskreise sind farbig unterlegt.

Am bekanntesten ist die **Hervorbringungssequenz** (Mutter-Sohn), die die zyklische Abfolge von Prozessen abbildet (Frühling → Sommer → Spätsommer → Herbst → Winter). Jedes Element nährt hier das ihm folgende, wirkt jedoch gleichzeitig auf das übernächste Element in regulierender Art ein (**Kontrollsequenz**). Geraten diese physiologischen Regelkreise (▌ Abb. 1b) aus dem Gleichgewicht, spricht man von Überwindungs- oder Verachtungssequenzen.

▌ Die entwicklungsgeschichtlich ältere **kosmologische Sequenz** (▌ Abb. 1a) verdeutlicht die zentrale Stellung der Erde (Mitte) in Form eines neutralen, ausgleichenden und richtungslosen Elements.

Zang Fu. Die Aufgaben der Speicherorgane Leber, Herz, Milz, Lunge, Niere und Perikard sind die Produktion und Speicherung der Grundsubstanzen. Die Hohlorgane Gallenblase, Magen, Dünndarm, Dickdarm, Harnblase und 3Erwärmer (s. S. 38/39) sind bei der Verdauung für Transport und Ausscheidung zuständig (▌ Abb. 2). Jedem Yin-Organ ist ein Yang-Partner zugeordnet (▌ Tab. 2). Da diese Organpaare nicht nur als anatomisch-morphologische Entitäten, sondern als **übergeordnete Funktionsprinzipien** verstanden werden, spricht man von Funktionskreisen (FK), deren Funktionen und Aufgaben ausführlich auf S. 32 – 41 beschrieben sind. ❹

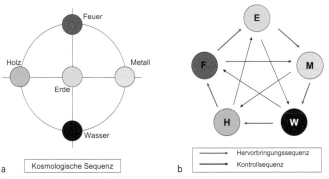

a Kosmologische Sequenz b

Hervorbringungssequenz
Kontrollsequenz

▌ Abb. 1: Kosmologische Sequenz (a) und Hervorbringungssequenz (b).

Die Frage, welches der Modelle das Richtige ist, stellt sich nicht. Vielmehr wird für unterschiedliche Sachverhalte jenes Erklärungsmuster bemüht, welches die sinnvollere klinische Konsequenz nach sich zieht (Sowohl-als-auch statt Entweder-oder).

Klinische Relevanz der Wandlungsphasen

Die klinische Bedeutung dieser vielfältigen Wechselbeziehungen und Entsprechungen wurde auch in China über die Jahrhunderte hinweg kontrovers diskutiert. Wie bei allen traditionellen Systemen, die auf Korrelationen gründen, scheinen manche Verknüpfungen eher dem Denkmodell angepasst als von praktischem Nutzen zu sein.

Gerade aber die Analyse körperlich-seelischer Zusammenhänge und deren Systematisierung in sich gegenseitig beeinflussenden Funktionskreisen bieten einen praxis- und menschennahen Behandlungszugang. Hier könnte ein transkultureller Schlüssel liegen zu einem besseren Verständnis für die immer vordergründiger werdenden psychosomatischen Krankheitsbilder unserer Zeit.

Zang-Fu-Funktionskreise

Die TCM unterteilt die inneren Organe in Speicher- (Yin) und Hohlorgane (Yang). Die chinesische Bezeichnung dafür lautet

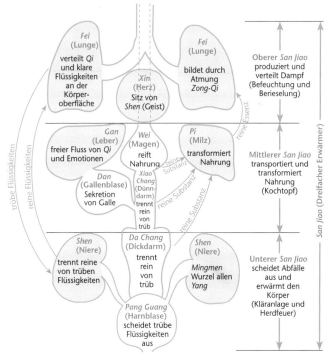

▌ Abb. 2: Die chinesische Organlandschaft. [6]

Zusammenfassung

✖ Von den fünf Säulen der TCM werden Akupunktur und Phytotherapie therapeutisch am häufigsten angewendet.

✖ Die Theorien von Yin und Yang und von den fünf Wandlungsphasen durchdringen das traditionelle chinesische Verständnis von Gesundheit und Krankheit.

✖ Störungen von Qi und Blut-*Xue* sind häufige Ursachen von pathologischen Prozessen.

✖ Funktionskreise repräsentieren die Wandlungsphasen auf somatopsychischer Ebene.

Das Syndrom

Einführung

Die TCM besitzt ein spezielles Verfahren, das die Gesamtheit der diagnostischen Zeichen zu sog. Syndromen (Syn. Mustern) zusammenfasst. Da im Syndrom sowohl der Zustand des Patienten als auch Ursachen und Umstände seiner Krankheit beschrieben sind, bestimmt es auch direkt die Therapie. Je nach Lehrbuch werden bis zu 170 verschiedene Syndrome beschrieben. ▌ Tab. 1 zeigt davon eine kleine, in der Praxis relevante Auswahl. Die genannten Krankheitszeichen reichen in der Praxis natürlich nicht für eine eindeutige Diagnose! Sie sollen nur grobe Unterschiede der verschiedenen Kategorien verdeutlichen.

Das Syndrom erzwingt die Therapie

Das fundamentale Therapieprinzip in der TCM ist die Wiederherstellung des Gleichgewichts zwischen Yin und Yang: Harmonisiere das, was gestört ist! Im klinischen Alltag bedeutet das meist die Anwendung eines antagonistischen Prinzips: Arznei- oder Akupunkturtherapien werden so ausgewählt und zusammengestellt, dass sie der diagnostizierten Krankheit entgegenwirken. Wichtige Beispiele dieser Therapieprinzipien – jeweils mit Zitaten aus dem *Huang Di Nei Jing* – sind:

▶ **Ein Übermaß an Hitze (Yang) wird mit Kälte (Yin) bekämpft:**
„Beseitige das, was warm ist. Behandle heiße Krankheiten mit Kälte."

▶ **Ein Übermaß an Kälte (Yin) wird mit Hitze (Yang) bekämpft:**
„Wärme das, was kalt ist. Behandle Kältekrankheiten mit Wärme."

▶ **Bei Mangelzuständen wird gestärkt:**
„Tonisiere das, was schwach ist, vermehre das, was verletzt ist."

▶ **Bei Fülle und Stagnation wird abgeleitet und harmonisiert:**
„Schabe das, was stark ist, ab […], zerstreue das, was sich verklumpt."

▶ **Eingedrungene pathogene Faktoren werden nach außen eliminiert:**
„Wenn es in der Haut ist, verwende Schwitzen, um es herausfließen zu lassen."

Lautet also z. B. die Syndromdiagnose „Kombinierter Yang-Mangel von Milz und Niere mit Einlagerung von Feuchtigkeit", so bedeutet das für die Therapie: Milz und Niere wärmen und stärken (Yang-Mangel = Kälte), Feuchtigkeit beseitigen!

Offenheit des Systems

Die meisten Syndromdiagnosen geben direkte Hinweise auf den vordergründig betroffenen Funktionskreis, z. B. „Yin-Mangel der Lunge", dessen Behandlung dann im Fokus der Therapiemaßnahmen steht. Man sollte jedoch immer daran denken, dass alle Funktionskreise miteinander in Verbindung stehen (▌ Abb. 1, S. 11) und sich eine Krankheit in ihrem Entstehungsverlauf oft durch verschiedene Systeme „hindurcharbeitet", um sich schließlich in einem Organ zu manifestieren. Gleichsam kann es im Behandlungsverlauf dazu kommen, dass man, wie beim Schälen einer Zwiebel, in immer tiefere Schichten der Pathologie vordringt. Aus diesem Grund sollte man achtsam bleiben für „neu" auftretende Krankheitszeichen und von Zeit zu Zeit eine Reevaluation des gesamten Beschwerdebildes vornehmen.

Der Weg zum Syndrom

Bei der Ausarbeitung des Syndrommusters kommen unterschiedliche Diagnosesysteme zum Einsatz (▌ Tab. 2). Oft ergeben sich dabei Überschneidungen. Je nach Art der Erkrankung haben einzelne Betrachtungsarten entscheidende Aussagekraft: So spielen sich akute Erkrankungen des Bewegungsapparates, z. B. Traumata, oft nur auf der Leitbahnebene ab. Bei chronischen Erkrankungen muss man dagegen mehrere Systeme bemühen, um ein schlüssiges Bild zu bekommen.

Syndrom und häufig betroffene FK	Zunge und Puls	Typische Symptome und westliche Krankheitsbilder	Therapieprinzipien
Qi-Mangel Lu, meist generalisiert	Zunge: schlaff, blass Puls: fein und leer, kraftlos	Belastungsdyspnoe, Spontanschweiß, kraftlose Stimme und Bewegungen, schlechte Kondition **Erschöpfungszustände**	▶ Qi stärken! ▶ Mi, Ni und Lu stärken zur Produktion von Qi!
Yang-Mangel (= Qi-Mangel + Kälte-Zeichen) Ni, Mi	Zunge: blass, evtl. feucht, Zahneindrücke Puls: langsam, kraftlos, tief und leer	Kalte Extremitäten, Kälteaversion, Energielosigkeit, Sexualfunktionsstörungen, LWS-Beschwerden	▶ Yang stärken! ▶ Niere als Quelle des Yang stärken und wärmen!
Yin-Mangel Ni, He, Le, Lu	Zunge: rot, klein, trocken, evtl. Risse, wenig Belag Puls: dünn und schnell	„5Herzen"*, Nachtschweiß, innere Unruhe, Trockenheitssymptome **B-Symptomatik**	▶ Yin stärken! ▶ Evtl. Hitze klären! ▶ Geist-*Shen* beruhigen!
Qi-Stagnation meist Le	Zunge: Ränder geschwollen, rot oder belagfrei Puls: saitenförmig	Depression, Reizbarkeit, Stimmungslabilität, Menstruationsprobleme, Verspannungen, Schmerzen	▶ Le-Qi harmonisieren! ▶ Stagnationen lösen!
Blut-*Xue*-Mangel Le, He	Zunge: blass, evtl. rissig, zittrig Puls: tief, dünn und rau	Blässe von Lippen und Gesicht, Parästhesien, Hypomenorrhö **Anämie**	▶ Blut-*Xue* stärken und nähren! ▶ Mi stärken (Bildung von *Xue*)!

*Rötung und Hitze an Handflächen, Fußsohlen und im Gesicht

▌ Tab. 1: Beispiele für häufig diagnostizierte TCM-Syndrome.

Diagnose-system	Was wird betrachtet	Siehe auch
Ba Gang (8 Kriterien)	Grobe Eintei-lung der Krank-heitszeichen nach den Prin-zipien von Yin und Yang	S. 24/25
Leitbahnen	Lokalisation der Erkrankung	S. 62 – 75
Pathogene Faktoren	Äußere oder in-nere, emotio-nale Faktoren	S. 26/27
Funktions-kreise	Komplexe Zu-sammenschau körperlicher und psychischer Befunde	S. 32 – 41
Grund-substanzen	Qi, Blut-*Xue*, *Shen*, *Jing*, (Säfte)	S. 8/9

▌ Tab. 2: Verschiedene Systeme helfen bei der Ausarbeitung des Syndrommusters.

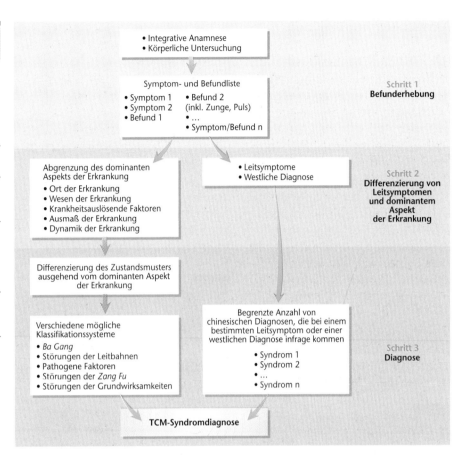

▌ Abb. 1: Prozess der Syndromdiagnose. [1]

Mit Hilfe der Diagnosesysteme können folgende Fragen beantwortet werden:

▶ **Sind pathogene Faktoren vor-handen?**
▶ **Welche Funktionskreise sind zu erkennen?** Hier muss man zwischen zwei Aspekten unterscheiden:
– Ist ein Funktionskreis durch das mo-mentane Geschehen in Mitleiden-schaft gezogen? Richtungweisend sind betroffene Leitbahnen und die FK-Leit-symptome.
– Gibt es Hinweise darauf, dass der Patient einem Funktionskreistyp ange-hört und immer wieder auf dieselbe Art und Weise reagiert? Wenn ja, dann ist es sinnvoll, den entsprechenden FK von Zeit zu Zeit zu stärken.
▶ **Wie ist der aktuelle Gesamtzu-stand des Organismus?** Mit Hilfe der *Ba Gang* wird diese Momentaufnahme systematisiert.
▶ **Welche Grundsubstanzen sind betroffen?**

Die Güte der Diagnose bestimmt wesent-lich den Erfolg der Therapie!

Bei der Fülle an gesammelten Informa-tionen, die außerdem noch nach ver-schiedenen Kriterien kategorisiert wer-den, kommt es nicht selten vor, dass sich Mischbilder ergeben oder mehrere Syndrome gleichberechtigt nebeneinan-der stehen: So ist beispielsweise ein Milz-Yang-Mangel oft mit einem Nieren-Yang-Mangel kombiniert. Gleichzeitig können natürlich auch die Grund-substanzen in Mitleidenschaft gezogen sein.

Auch in der Syndromdiagnostik kann ein Patient „Läuse und Flöhe" haben!

Vereinfachendes Vorgehen

Um die Anzahl der Syndrome bzw. The-rapieansätze in Grenzen zu halten, ist es sinnvoll, sich bei der weiterführenden Diagnostik auf den **dominanten As-pekt der Erkrankung** zu konzentrie-ren. Außerdem lassen sich bestimmte westliche Diagnosen mit einer Auswahl an chinesischen Syndrommustern in Korrelation bringen – auch wenn eine Eins-zu-eins-Übertragung von der west-lichen auf die chinesische Diagnose oder umgekehrt nicht möglich ist. Die-ses zweigleisige Vorgehen auf dem Weg zur Syndromdiagnose ist in ▌ Abb. 1 dargestellt.

Zusammenfassung

✖ Verschiedene Diagnosesysteme helfen, alle relevanten Informationen zu sammeln und zu ordnen.

✖ Aus den gesammelten Befunden wird versucht, ein übergeordnetes Reaktionsmuster, ein sog. Syndrom, herauszuarbeiten.

✖ Gerade bei Innen-Erkrankungen dient diese Syndromdiagnose als Arbeits-grundlage für den Akupunkteur.

Arbeitsweise und Techniken I

Akupunkturindikationen

Haupteinsatzgebiete der Akupunktur im Westen sind die **Schmerztherapie** sowie die Behandlung **funktioneller und psychosomatischer Störungen** im weitesten Sinne. Die besondere Art der Diagnostik und die chinesische Syndromdifferenzierung eröffnen zudem ausgezeichnete Behandlungsmöglichkeiten für viele Funktions- und Befindlichkeitsstörungen, die von der westlichen Medizin derzeit nur unzureichend therapierbar sind, z. B. vegetative Dystonie oder Reizdarmsyndrom. Als **adjuvante Therapieform** leistet die Akupunktur in der Tumor- und Palliativtherapie wertvolle Dienste, indem sie hilft, den Schmerzmittelverbrauch und die unerwünschten Nebenwirkungen anderer Medikament, z. B. bei zytostatikainduzierter Übelkeit, zu reduzieren.

> Als regulative Therapie harmonisiert die Akupunktur, was gestört ist – sie repariert nicht, was zerstört ist.

Eine aktuelle Auflistung von Indikationen, inklusive ICD-10-Codierung, herausgegeben vom Berufsverband Deutscher Akupunkturärzte, befindet sich im Anhang.

Kontraindikationen

Akute, lebensbedrohliche Krankheitsbilder, z. B. ein allergischer

Schock oder eine massive Blutung, und **Gerinnungsstörungen,** ausgenommen Low-Dose-Heparinisierung, gelten als absolute Kontraindikationen. Außerdem sollte klar sein, dass in verletzte Hautbereiche, z. B. bei Verbrennung oder Entzündung, keine Nadel gestochen wird! Relative Kontraindikationen bestehen außerdem bei akuten psychischen Erkrankungen durch mögliche Abwehrreaktion auf Nadelung und in der Schwangerschaft durch die Gefahr der vorzeitigen Wehenauslösung durch Nadelung bestimmter Punkte.

> Keine Behandlung ohne vorherige Aufklärung und klare schulmedizinische Diagnosestellung!

Erwünschte und unerwünschte Wirkungen

Tagtäglich werden weltweit wohl mehrere Hunderttausend Akupunkturbehandlungen durchgeführt. Die Tatsache, dass es dabei innerhalb der letzten Jahrzehnte nur zu vereinzelten dokumentierten Fällen von schwerwiegenden

Komplikationen – verursacht meist durch schlecht ausgebildete Akupunkteure – kam, macht es vertretbar, die Akupunktur als **relativ sichere Behandlungsmethode** zu bezeichnen. Dabei dürfen folgende Sachverhalte jedoch nicht vergessen werden:

▶ Das Stechen einer Akupunkturnadel stellt einen **invasiven Eingriff** in die körperliche Unversehrtheit des Behandelten dar und darf deshalb nur von entsprechend ausgebildeten Ärzten bzw. Heilpraktikern und nur nach vorheriger Einverständniserklärung erfolgen.
▶ Diese sanfte Therapieform ist in der Lage, teils **heftige körperliche und emotionale Reaktionen** auszulösen. Solche Ereignisse (▮ Tab. 1 u. 2) sind nicht grundsätzlich negativ, sondern oft Teil der regulativen Vorgänge im Verlauf einer Behandlung.
▶ **Entscheidend** für die Intensität der Behandlung ist immer das **Empfinden des Patienten,** nicht das theoretische Konzept! Wenn beispielsweise ein gestochener Punkt anhaltende unangenehme Sensationen auslöst, muss die Nadel zurückgezogen werden, auch wenn ein kräftiges *De Qi* (s. u.) für erstrebenswert gehalten wird.

Arbeitsweise

Nadeltypen

Verschiedenste Nadelformen und -typen stehen dem Akupunkteur zur Verfügung

Wirkung (Patient)	Erklärung	Konsequenz (Arzt)
Entspannung, Müdigkeit	Sehr häufig auftretend und meist erwünscht, kann auch nach der Behandlung anhalten	Hinweis auf möglicherweise verminderte Verkehrstüchtigkeit
Schwitzen, Hitze- oder Kältesensationen	Wirkung der Akupunktur auf das Vegetativum	Rechtzeitige Nadelentfernung bei Erreichen der gewünschten Wirkung
Emotionale Reaktionen wie Weinen, Wut oder Angst	„Triggerung" und Reaktivierung entsprechender Themen im Patienten	Auch psychischen Vorgängen gegenüber aufmerksam sein

▮ Tab. 1: Mögliche, teils erwünschte Wirkungen während oder nach einer Akupunkturbehandlung.

Wirkung (Patient)	Erklärung	Konsequenz (Arzt)
„Nadelkollaps" (vasovagale Reaktion auf den Nadelreiz)	Gehäuftes Vorkommen bei Erstbehandlung sowie bei jungen oder ängstlichen Patienten	Prophylaxe: Patienten immer gut lagern, möglichst liegend! Bei Kollaps: Ruhe bewahren, Nadeln entfernen, evtl. Schocklagerung, Massage von Ni1, Ma36 oder kräftiger Reiz bzw. Druck auf Du26, He9, Pe9
Hämatombildung am Einstichort	Meist durch Penetration venöser Gefäße, eher kosmetisches Problem	Prophylaxe: Genaue anatomische Kenntnisse, wenn möglich an Hautvenen vorbei stechen, Meiden von „gefährlichen" Punkten wie Bl1, Ma1, im Thoraxbereich nie senkrecht stechen (Pneumothorax!)
Verletzung innerer Organe	Äußerst selten bei achtsamem Vorgehen unter Berücksichtigung der Warnhinweise (rechte Spalte)	

▮ Tab. 2: Mögliche unerwünschte Wirkungen.

Nadeltypen	Einsatzgebiete	Besonderheiten
Normale Nadel	Gesamte Körperakupunktur	Verschiedene Größen und Eigenschaften (▮ Abb. 1)
Dreikantnadel	Akute Fülle-Erkrankungen, z. B. Lu11 bei akutem Halsschmerz	Mikroaderlass an Akupunkturpunkten
Laser-„Nadel"	Kinder-Akupunktur, Studien (Verblindbarkeit)	Schmerzloses „Nadeln"
Intradermalnadel, Dauernadel	Bewegungssystem, Ohrakupunktur	Längere Stimulation, cave: größere Infektionsgefahr

▮ Tab. 3: Unterschiedliche Nadeltypen und ihr Einsatz.

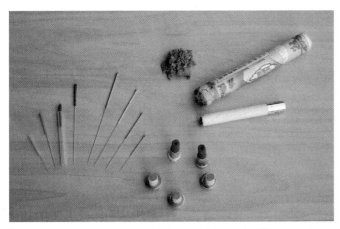

▌ Abb. 1: Akupunkturzubehör: Nadeln in verschiedenen Ausführungen mit Plastik- und Metallgriff, mit Führungsröhrchen und Moxa in Roh-, Zigarren- und Hütchenform.

▐ Daumen, Zeige- und Mittelfinger halten die Nadel am Übergang zwischen Schaft und Griff.
▐ Es wird immer abgestützt genadelt, d. h., der Kleinfingerballen der Nadelhand hat Kontakt zur Patientenhaut.
▐ Mit dem Daumen der freien Hand wird der Akupunkturpunkt palpatorisch aufgesucht und kurz massiert.
▐ Die Nadel wird mit der Haut in Kontakt gebracht, senkrecht gestellt und dann eingestochen. Die Bewegung kommt aus Daumen und Zeigefinger und kann vom Handgelenk unterstützt werden (▌ Abb. 1, S. 44/45).

Spezielle Techniken

Abhängig von der Gewebebeschaffenheit und Lokalisation des Punktes sowie von der Länge der verwendeten Nadel kommen verschiedene weitere Stichtechniken (▌ Abb. 2) zum Einsatz.

(▌ Abb. 1, ▌ Tab. 3). Die Länge der normalen Nadel, bestehend aus Spitze, Schaft und Griff, variiert je nach Einsatzgebiet von 15 mm für Ohr und Gesicht und bis zu über 10 cm für Gesäß und Oberschenkel. Die Verwendung **steril verpackter Einmalnadeln** hat sich als Standard durchgesetzt und schließt die Übertragung einer HIV- oder Hepatitiserkrankung aus.

Nadeltechnik

Achtung: Diese Beschreibung ersetzt in keinem Fall die konkrete Anleitung durch einen erfahrenen Akupunkteur. Nach erfolgter Punktlokalisation durch Palpation und Kenntnis der anatomischen Lagebeziehungen wird die Nadel mit einer kurzen, schnellen Bewegung durch die Haut gestochen (wenige mm). Dies erfordert Fingerfertigkeit und sollte an Nadelkissen, dem eigenen Oberarm, Orangen o. Ä. geübt werden, um einen möglichst schmerzfreien Einstich zu erreichen. Anschließend wird die Nadel achtsam weitergeführt, bis zum endgültigen Erreichen des Punktes in der Tiefe. Dieses „Erreichen des Qi" (chin. *De Qi*❺) kann der Therapeut mitvollziehen, denn es löst beim Behandelten verschiedene charakteristische Empfindungen aus. Bei genauerem Nachfragen fallen Beschreibungen wie „dumpfer Schmerz", „Kribbeln", „Ziehen", „Elektrisieren" oder „Ausstrahlung" bezogen auf den Leitbahnverlauf oder lokal um den genadelten Punkt.

> Ein heller, brennender oder anhaltender Schmerz ist kein *De Qi* und auch nicht erwünscht. Die auslösende Nadel wird korrigiert oder entfernt!

Normales Vorgehen

Die normale Nadeltechnik mit einer Standard-Körpernadel, die 3–4 cm groß ist, sieht so aus:

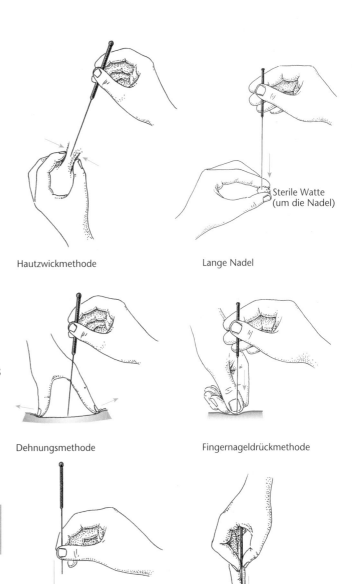

Hautzwickmethode   Lange Nadel

                            Sterile Watte
                            (um die Nadel)

Dehnungsmethode   Fingernageldrückmethode

Punktionsmethode   Fingerdrückmethode

▌ Abb. 2: Unterschiedliche Einstichtechniken. [6]

Arbeitsweise und Techniken II

Stimulation der Nadel

Jeder getroffene Akupunkturpunkt entfaltet (s)eine Wirkung! Die Frage der Punktspezifität ist zurzeit Inhalt heftiger Diskussionen und intensiver Studien. Klassischerweise werden den einzelnen Punkten charakteristische Wirkrichtungen wie kühlend oder tonisierend zugeschrieben. Dieser „Geschmack" des einzelnen Punktes wird schon durch neutrale Nadelung ausgelöst, er lässt sich jedoch durch verschiedene **Manipulationen der gestochenen Nadel** verstärken. Solche manuellen Stimulationstechniken (❙ Tab. 1) beeinflussen die energetische Situation der Leitbahnen auf spezielle Weise. Sie tragen deshalb die Bezeichnungen „ableitend" bzw. „auffüllend".

Eine moderne Variante stellt die Elektrostimulationsakupuktur (ESA) dar, bei der eine modulierbare elektrische Spannung an zwei oder mehrere Akupunkturnadeln angelegt wird. Akupunkturanalgesie und neuropathische Schmerzen sind Beispiele für den Einsatz der ESA.

❙ Tab. 1 macht deutlich, dass vor dem Einsatz dieser Techniken Klarheit bestehen muss über das Vorherrschen von Fülle oder Leere (s. S. 24/25). Der fälschliche Einsatz ableitender Techniken bei Leere-Zuständen schwächt nämlich den Organismus noch zusätzlich und kann zu einer Verschlimmerung des Krankheitsbildes führen. Da die diagnostische Sicherheit vor allem mit praktischer Erfahrung wächst, sollte besonders zu Beginn der eigenen Aku-

punkturtätigkeit die Devise des folgenden Merksatzes gelten.

> Lieber einen Punkt neutral stechen und gut treffen, als sich über die in diesem Fall richtige Stimulationsmethode den Kopf zu zerbrechen!

Spezielle Techniken

Moxibustion

Akkurat übersetzt bedeuten die chinesischen Schriftzeichen für Akupunktur so viel wie stechen und brennen. Der Begriff Moxibustion – abgekürzt auch als **Moxa** bezeichnet – beschreibt die **Wärmebehandlung** von Punkten, Meridianen und Arealen. Dabei wird glimmendes, speziell aufbereitetes Beifußkraut (Artemisia vulgaris) mit unterschiedlichen Verfahren (❙ Abb. 1) **bei Yang-Schwäche und bei Kälte-Zuständen** zur Therapie eingesetzt. Die Moxibustion ist eine sehr wichtige Anwendung in der Akupunkturpraxis, die leider oft vernachlässigt wird. Gründe dafür sind u. a. der erhöhte Zeitaufwand und die dabei auftretende Rauchentwicklung. Bei der in ❙ Abb. 1 nicht dargestellten Technik der direkten Applikation von kleinsten Moxamengen auf die Haut ist die Gefahr der Blasen- oder Narbenbildung besonders groß.

> Jede Moxa-Anwendung muss konstant überwacht werden, um mögliche Brandblasenbildung oder Verbrennungen durch herabfallende Glut zu vermeiden!

	„Auffüllen"	„Ableiten"
Synonyme	„Stärkend" nadeln, suppletiv nadeln, tonisieren	Ausleiten, dispergieren, sedieren, zerstreuen
Reizstärke	**Sanfte Nadelung** Schwacher Reiz	**Kräftige Nadelung** Starker Reiz
Verwendete Nadeln	Dünne Nadeln	Dickere Nadeln
Zeitpunkt des Einstichs	Beim Ausatmen des Patienten	Beim Einatmen
Drehen der Nadel	Schnelle, kurze Drehbewegungen	Langsame, weite Drehungen
Heben und Senken der Nadel	Hohe Frequenz, kurze Strecke	Längere Strecke, niedrigere Frequenz
Entfernen der Nadel	Schnelles Ziehen der Nadel; Punkt anschließend kurz massieren	Nadel langsam ziehen, Punkt offen lassen
Anwendung bei …	**Mangelzuständen (Leere-Zuständen)**	**Fülle-Zuständen**

❙ Tab. 1: Einige ableitende und auffüllende Nadeltechniken, die man unter Supervision erfahrener Therapeuten erlernen und üben sollte.

Schröpfen

Diese Behandlungstechnik, bei der unter Unterdruck stehende Schröpfköpfe auf die Haut aufgesetzt werden, ist auch in der westlichen Naturheilkunde bekannt. Sie zählt zu den **ausleitenden Verfahren** und wird gerne bei **lokalen Stauungszuständen** – also Fülle oder Stase – im Nacken- und Lumbalbereich eingesetzt. Sonderformen sind das blutige Schröpfen bei Fülle-Hitze und die Schröpfmassage.

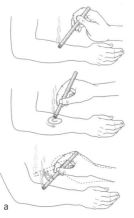
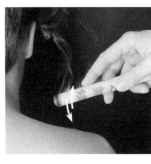
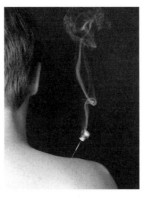

a   b

❙ Abb. 1: Verschiedene Moxa-Techniken: a) Indirektes Moxa. Hier werden der Punkt oder ein größeres Areal erwärmt, indem zigarrenförmig gepresstes Moxakraut in geringer Entfernung über der Haut abgebrannt wird. b) „Heiße Nadel". Auf der gestochenen Akupunkturnadel wird Moxa entzündet. Die Wärme dringt somit auch ins Gewebe ein. [6]

„Der gute Akupunkteur"

Eine gute Einstichtechnik, fundierte Kenntnisse von Leitbahnen und Punkten gepaart mit anatomischem Wissen, der Fähigkeit zur Diagnosestellung sowie Erfahrenheit in der Therapie, sind grundlegende Voraussetzungen für eine fachgerechte und vertrauenswürdige Akupunkturbehandlung.

Neben den oben genannten grundlegenden Voraussetzungen existieren weitere Faktoren, die entscheidenden Einfluss auf den Therapieerfolg haben. Sie stellen sozusagen die Kür der Behandlung dar.

▶ **Lagerung:** Der Patient sollte bequem liegen, was durch eine entsprechende Polsterung mit Knierolle und Kissen im Nacken- oder Lumbalbereich erreicht werden kann. Ideal ist eine multipel verstellbare Liege mit Gesichtsschlitz und mit ausreichend Platz zu allen Seiten.

▶ **Wärme:** Frieren stellt einen Stressfaktor dar und sollte deshalb möglichst vermieden werden. In kaltes, schlecht durchblutetes Gewebe zu stechen, ist therapeutisch nur eingeschränkt wirksam und darüber hinaus unnötig schmerzhaft! Über leichte Decken, die man auch vorsichtig über bereits gestochene Nadeln legen darf, vorgewärmte Kissen oder Wärmelampen werden die Patienten sehr erfreut sein. Diese Maßnahmen helfen – wie übriges auch ein ruhiges und liebevoll eingerichtetes

Zimmer –, ein möglichst angenehmes Behandlungsumfeld zu schaffen. Die **Entspanntheit** des Patienten während der Behandlung ist ungemein wichtig, ermöglicht sie ihm doch oft ganz neue Körperwahrnehmungen und die heilsame Erfahrung von Vertrauen und Stille. Auf dieses Umfeld wirkt auch die Präsenz und Einstellung des Therapeuten in ganz spezieller Weise ein. Deshalb folgen nun ein paar Anmerkungen über das „Wie" der Akupunktur.

▶ **Achtsamkeit:** Während jeder Behandlung und besonders im Moment des Nadelstichs sollte das **Bewusstsein das Arztes vollständig gesammelt und fokussiert sein.** Das bedeutet nicht, dass wir unser wertvolles Wissen und unsere Erfahrungen aus unserer ärztlichen Tätigkeit verbannen. Nein: Wir nutzen beides konsequent bei Diagnose, Ausarbeitung des Therapiekonzeptes und ständiger Reevaluation des Krankheitsverlaufs. In der Behandlung jedoch sollte Platz sein für ein waches, aufmerksames Dasein im jetzigen Moment. Auf diese Geisteshaltung verweisen auch Stellen des *Huang Di Neijing*: „Der Schlüssel zur Akupunktur ist Konzentration und Sammlung. [...] Der Geist muss in sich ruhen, das Herz entspannt sein. [...] Egal wie oberflächlich oder tief genadelt wird, egal ob der Punkt distal oder proximal liegt, beim Akupunktieren müsst Ihr Euren Geist sammeln, als stündet ihr vor einem tausend Fuß tiefen Abgrund. Alles muss mit äußerster Sorgfalt geschehen. Mani-

puliert Ihr die Nadel mit den Fingerspitzen, solltet Ihr die Nadel behandeln, als wären sie ein wilder Tiger. Richtet Euren Geist vollkommen auf das Eine." [11]

Behandlungsdauer und -häufigkeit

▶ Eine Akupunkturbehandlung dauert üblicherweise **zwischen 20 und 45 Minuten,** immer jedoch angepasst an die individuelle Konstitution und Kondition des Patienten und die Art der Erkrankung. Während dieser Zeit können die Punkte mehrmals stimuliert werden.

▶ Die **Behandlungshäufigkeit** ist ebenfalls **äußerst individuell.** Bei akuten Problemen sollte man schon nach den ersten Sitzungen klare Zeichen einer Verbesserung sehen. Bei chronischen Beschwerden wäre es hingegen falsch zu erwarten, dass etwas, was sich möglicherweise über Jahre entwickelt hat, innerhalb von ein paar Tagen verschwindet. Ein sinnvolles Vorgehen ist hier das gemeinsame Erstellen eines **Therapieplans** mit jeweils fünf oder zehn aufeinanderfolgenden Behandlungen und dessen Evaluation gemeinsam durch Arzt und Patient.

Allgemein gilt: Bei akuten Erkrankungen und kräftigen Patienten darf öfter, kürzer, „kräftiger" und mit mehr Nadeln akupunktiert werden.

Zusammenfassung

✖ Akupunktur ist eine regulative Therapieform, vielseitig einsetzbar und nebenwirkungsarm.

✖ Trotzdem darf keine Behandlung ohne vorherige westliche Diagnose und Aufklärung erfolgen.

✖ Moxibustion, Schröpfen und das Verwenden unterschiedlicher Nadeln und Stichtechniken erweitern das Behandlungsrepertoire.

✖ Nicht nur das „Was" – also welche Punkte, welche Technik, wie viele Nadeln etc. –, sondern auch das „Wie" – also Geisteshaltung von Arzt und Patient – haben Einfluss auf den Therapieverlauf.

Systematik der Leitbahnen

Das Leitbahnsystem

Aus Sicht der chinesischen Medizin ist der gesamte menschliche Körper von einem Netz aus **Energiebahnen** durch- und überzogen. Dieses Netzwerk ermöglicht die Kommunikation der inneren Organe untereinander, schafft Verbindung zwischen Körperoberfläche und Viszeralorganen sowie zwischen oberer und unterer Körperhälfte. In diesen **Leitbahnen** (Syn. Meridiane) zirkulieren Qi und Blut-*Xue* und sorgen so dafür, dass alle Regionen des Körpers belebt und ernährt werden. Man unterscheidet zwischen zwölf Paaren von Hauptleitbahnen, außerordentlichen Leitbahnen (Syn. Wundermeridiane, Gefäße), Verbindungs- sowie Netz- und Muskelleitbahnen für die Gewebeversorgung.

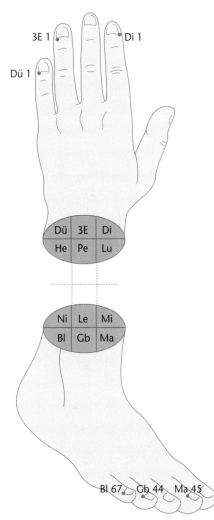

■ Abb. 1: Schnitte durch Arm und Bein zeigen die metamere Gliederung der Extremitäten und die systematische Verteilung der Leitbahnen. [8]

Die zwölf Hauptleitbahnen

Jedem Yin-Organ und jedem Yang-Organ ist eine eigene Leitbahn zugeordnet, die paarig und symmetrisch beidseits der Körpermitte verläuft. Jede dieser Leitbahnen verbindet das zugehörige innere Organ bzw. dessen Funktionen mit der Körperoberfläche. Die Verläufe der Hauptleitbahnen sind in den Kapiteln der jeweiligen Funktionskreise abgebildet (s. S. 32–41)

> An den Extremitäten verlaufen die Yin-Leitbahnen an der Innenseite und die Yang-Leitbahnen an der Außenseite. Es besteht eine metamere Gliederung (■ Abb. 1).

Durch Kenntnis ihrer Verläufe und Kopplungsverhältnisse – also der Verbindungen zwischen einzelnen Leitbahnen – bekommt man einen effizienten und pragmatischen Behandlungszugang zu vielen Schmerzformen und Störungen im Bewegungssystem. Darüber hinaus kann man – im Sinne eines **kutanoviszeralen Reizes** – durch die Nadelung von Akupunkturpunkten an der Haut auf innere Organsysteme Einfluss nehmen. So gibt man Impulse zur Harmonisierung und Gesundung ganzer Funktionskreise.

Leitbahnpaare

Die beiden Leitbahnen eines Funktionskreises bilden ein Leitbahnpaar (Syn. gekoppelte Leitbahnen, Yin/Yang-Partner). Zum Beispiel bilden die Lungenleitbahn (Yin) und die Dickdarmleitbahn (Yang) das Leitbahnpaar des Funktionskreises Lunge/Dickdarm (Wandlungsphase Metall). Spezielle **Luo-Punkte** stellen die Verbindung zwischen den beiden Leitbahnen her.

Die drei Umläufe

Jeweils zwei Leitbahnpaare zusammengenommen ergeben einen Umlauf um den gesamten Körper: von der Brust zu den Fingern, von dort zum Kopf, dann über den gesamten Rumpf bis zum Fuß und zurück zur Brust. ■ Abb. 2 verdeut-

licht die Zusammenhänge der Leitbahnverläufe aller drei Umläufe.

Achtung: Die Abfolge innerhalb eines Umlaufs ist Yin → Yang → Yang → Yin!

Es fällt auf, dass vor allem die langen **Yang-Achsen** der Umläufe den Körper in drei Schichten (vorn, hinten, Seite) teilen (■ Tab. 1).

> Die dargestellte Gliederung bietet in der Praxis ein einfaches aber effektives Konzept zur Unterscheidung und Behandlung von Störungen und Schmerzen des Bewegungsapparats: So ist beispielsweise ein frontaler Kopfschmerz ein „*Yang-Ming*-Schmerz" und wird u. a. durch Punkte auf der Magenleitbahn behandelt, wohingegen Hinterhauptschmerzen besser auf eine Behandlung über die Blasenleitbahn (*Tai Yang*) ansprechen.

Der 24-Stunden-Rhythmus

Neben der räumlichen Abfolge der Leitbahnen existiert auch eine zeitliche Ordnung des Energieflusses: Im Verlaufe eines Tages werden alle zwölf Hauptleitbahnen aufeinanderfolgend durchströmt. Jeder Leitbahn kommt dabei ein zweistündiges Energiemaximum zu. Die sog. Organuhr stellt diese Zusammenhänge zwischen Tageszeit und Leitbahn bildlich dar (s. Anhang) und kann wichtige diagnostische Hinweise liefern. So können beispielsweise Durchschlafstörungen, bei denen man regelhaft zwischen 1 und 3 Uhr aufwacht, Zeichen einer Leberdisharmonie sein.

Die acht außerordentlichen Gefäße

Es existieren acht zum Teil unpaarig verlaufende außerordentliche Gefäße,

Umlauf	Schicht	Leitbahnen	Yang-Achse
1. Umlauf: „Vorn"	Frontal	Lunge-Dickdarm-Magen-Milz	*Yang Ming*
2. Umlauf: „Hinten"	Dorsal	Herz-Dünndarm-Blase–Niere	*Tai Yang*
3. Umlauf: „Seite"	Lateral	Perikard-3Erwärmer-Gallenblase-Leber	*Shao Yang*

■ Tab. 1: Die Umläufe und ihre Ausrichtung.

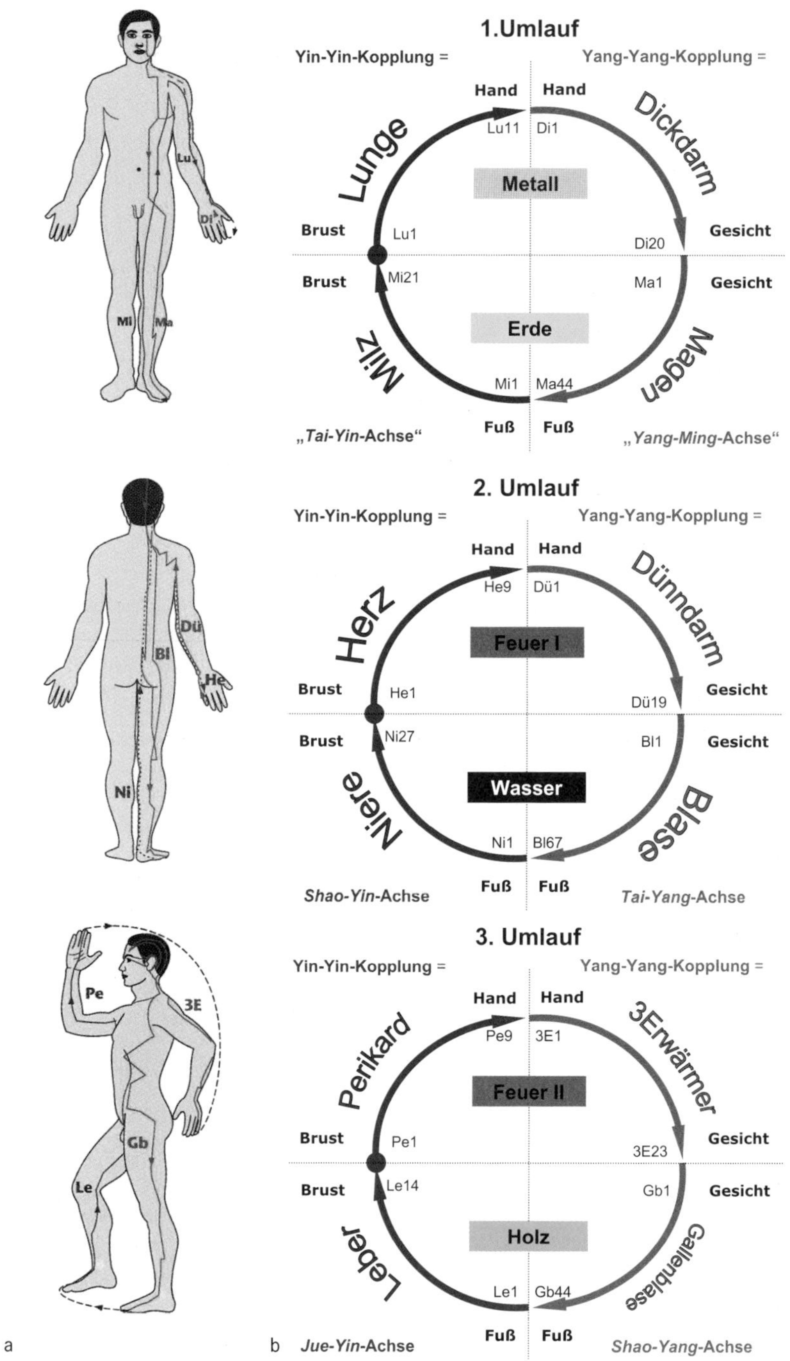
1.Umlauf
Yin-Yin-Kopplung =
Yang-Yang-Kopplung =
Hand
Hand
Lunge
Dickdarm
Lu11
Di1
Metall
Brust
Lu1
Di20
Gesicht
Brust
Mi21
Ma1
Gesicht
Erde
Milz
Magen
Mi1
Ma44
„Tai-Yin-Achse“
Fuß
Fuß
„Yang-Ming-Achse“
2. Umlauf
Yin-Yin-Kopplung =
Yang-Yang-Kopplung =
Hand
Hand
Herz
Dünndarm
He9
Dü1
Feuer I
Brust
He1
Dü19
Gesicht
Brust
Ni27
Bl1
Gesicht
Wasser
Niere
Blase
Ni1
Bl67
Shao-Yin-Achse
Fuß
Fuß
Tai-Yang-Achse
3. Umlauf
Yin-Yin-Kopplung =
Yang-Yang-Kopplung =
Hand
Hand
Perikard
3Erwärmer
Pe9
3E1
Feuer II
Brust
Pe1
3E23
Gesicht
Brust
Le14
Gb1
Gesicht
Holz
Leber
Gallenblase
Le1
Gb44
a
b
Jue-Yin-Achse
Fuß
Fuß
Shao-Yang-Achse
Lu
Di
Mi
Ma
Dü
Bl
He
Ni
Pe
3E
Gb
Le

▌Abb. 2: Die drei Umläufe: a) Darstellung der Umläufe am Körper. b) Die drei Umläufe schematisch: Die horizontalen Linien teilen den Umlauf in die beiden Leitbahnpaare. Die vertikalen Linien zeigen die Aufteilung in sog. Achsen. [4]

die eine Reservoirfunktion innehaben. Sie besitzen keine eigenen Reizpunkte an der Hautoberfläche, können aber durch spezifische Öffnungspunkte (▌Tab. 2) aktiviert werden. Die beiden Leitbahnen der Körpermitte – **Lenkergefäß** *(Du Mai)* und **Konzeptionsgefäß** *(Ren Mai)* – bilden hiervon eine Ausnahme, da sie eigene Akupunkturpunkte besitzen. Lenker- und Konzeptionsgefäß werden auf Seite 74/75 ausführlich beschrieben.

> Man spricht oft von den 14 Leitbahnen, die die 12 Hauptleitbahnen plus Lenkergefäß und Konzeptionsgefäß umfassen. Diese sind für den Therapeuten von zentralem Interesse, da auf ihnen der Großteil der in der Praxis verwendeten Akupunkturpunkte liegt.

Die acht außerordentlichen Gefäße (▌Tab. 2) bilden ein eigenes System innerhalb der Akupunktur und stehen in enger Verbindung mit der Nieren-Essenz, die sie in die verschiedenen Körperbereiche transportieren. Im praktischen Alltag kommen die außerordentlichen Gefäße u. a. bei chronischen (Schmerz-)Zuständen zum Einsatz. **Achtung:** Häufige oder unsachgemäße Aktivierung dieser sog. Wundermeridiane kann zu Energieverlust (mit Erschöpfung und Müdigkeit) führen!

Bezeichnung	ÖP	Versorgte Körperregionen
Chong Mai (Penetrationsgefäß)	Mi4	Herz, Brust, Magen
Yin Wei Mai (Bewahrer des Yin)	Pe6	
Du Mai **(Lenkergefäß)**	Dü3	Genick, Schulter, Rücken
Yang Qiao Mai (Yang-Fersengefäß)	Bl62	
Dai Mai (Gürtelgefäß)	Gb41	Schläfen, Ohren, Außenseiten des Körpers
Yang Wei Mai (Bewahrer des Yang)	3E5	
Ren Mai **(Konzeptionsgefäß)**	Lu7	Gesicht, Kehle, Brust, Lunge, Bauch
Yin Qiao Mai (Yin-Fersengefäß)	Ni6	

▌Tab. 2: Die acht außerordentlichen Gefäße und ihre Öffnungspunkte (ÖP). Jedes Gefäß besitzt spezielle Symptomenkomplexe und Indikationsgebiete, auf die in weiterführenden Lehrbüchern eingegangen wird. [6]

Zusammenfassung

- In den Leitbahnen zirkuliert das Qi in räumlicher und zeitlicher Systematik. Die meisten Akupunkturpunkte liegen auf den Leitbahnen.
- Die Leitbahnachsen helfen bei Differenzierung und Therapie, vor allem bei Beschwerden des muskuloskelettalen Systems.
- Die zwölf Hauptleitbahnen stehen mit den inneren Organen in Verbindung.
- Lenkergefäß *(Du Mai)* und Konzeptionsgefäß *(Ren Mai)* gehören zu den acht außerordentlichen Gefäßen.

Verschiedene Behandlungskonzepte

In vielen westlichen Akupunkturlehrbüchern findet man – vergleichbar einem Lehrbuch für angewandte Pharmakologie – immer noch Akupunkturrezepte in Form von Punktekombinationen für westliche Diagnosen. Diese Art der „Kochbuch-Akupunktur" kann zu Beginn der eigenen therapeutischen Tätigkeit von gewisser Hilfe sein, wenn man sich selbst noch nicht zutraut, individuelle Therapiekonzepte zu entwickeln. Sie ist auch mit einem gewissen Erfolg verbunden, der jedoch am ehesten auf unspezifischen Wirkmechanismen beruht. Eine solche Vorgehensweise aber wird nach Ansicht des Autors der Bezeichnung Akupunkturtherapie nicht gerecht.

> Akupunktur ohne Kenntnisse der Grundlagen der TCM anzuwenden ist, als wolle man ein kompliziertes technisches Gerät zur vollen Funktionalität bringen, ohne eine Einführung bzw. Bedienungsanleitung erhalten zu haben.

Symptomorientierte Akupunktur

Die Kunst der chinesischen Diagnose (s. S. 22–29) kann sehr oft den Blick weiten für Zusammenhänge, die bisher im Verborgenen lagen. Das kann gerade bei chronischen und komplexen Beschwerdebildern einen entscheidenden Schritt nach vorn auslösen. **Akupunktur kann jedoch auch eingesetzt werden, um akute Symptome äußerst effektiv und schnell unter Kontrolle zu bringen.** Bei starken Schmerzen oder akuter Übelkeit, aber auch in Notfallsituationen (▌Tab. 1) ist es deshalb richtig und wichtig, dem Patienten mit einer symptomorientierten Akupunktur Linderung zu verschaffen. Es wäre geradezu lächerlich, in solchen Situationen eine ausführliche Anamnese zu beginnen und beispielsweise einen sich krümmenden Patienten nach seinem Schlafverhalten zu befragen. Eine schnelle Einschätzung der Situation ist jedoch möglich mit Hilfe einer gezielten Anamnese inklusive Hinweisen auf pathogene Faktoren und der Betrachtung von Zunge und Puls. Eine Anwendung der acht Leitkriterien *Ba Gang* auf das akute Symptom ist unerlässlich und gibt zudem wertvolle Hinweise auf die Art der Therapiemethode.

> Das beschriebene „Wegnadeln" von Beschwerden ist für den Behandelten oftmals sehr eindrucksvoll und kann das Vertrauen in den Arzt und die Akupunktur stärken.

Weiterführender Ansatz

Nach Meinung des Autors kann die Akupunktur ihr volles Potential erst ausspielen, wenn man sie auf verschiedenen Ebenen versteht und gebraucht.

> Die Kunst der Akupunkturbehandlung besteht in einem pragmatischen, praxis- und patientenorientierten Einsatz, gepaart mit einem Verständnis für die tieferen Zusammenhänge, die in einem Krankheitsprozess zum Ausdruck kommen können. Wichtig dabei ist außerdem die fokussierte Achtsamkeit beim Nadelstich.

Konkretes Vorgehen

Da die allermeisten Krankheiten eine somatische Komponente zeigen, kann man mit dem Wissen über Bedeutung und Lokalisation der **Leitbahnen** ein erstes „oberflächliches" Therapiekonzept entwickeln und die Behandlung beginnen. Spielen pathogene Faktoren eine Rolle, werden sie ebenfalls sofort bekämpft. Mit einem Verständnis von **Funktionskreisen** und **Grundsubstanzen** kann man dann die Diagnose im Lauf der Behandlung verfeinern und – immer natürlich im Einklang mit dem Patienten – in tiefere Schichten der Erkrankung vordringen.
In diesem Sinne angewandt, kann man in sehr vielen Fällen für Besserung sorgen. **Vorsicht:** Allein mit Akupunktur alle Krankheiten behandeln zu wollen, ist nicht nur töricht, sondern auch unverantwortlich, wenn dem Patienten dadurch eine besser wirksame Behandlungsform vorenthalten wird! Zur groben Unterscheidung zwischen guten und schlechten Akupunkturindikationen dient ▌Tab. 2.

Wurzel-Zweig-Regel: *Ben Biao*

Diese klassische Regel beschreibt das Vorgehen im Laufe einer längeren Behandlung, wenn gleichzeitig ein chronisches Problem (Wurzel) und ein heftiges akutes Geschehen (Zweig) vorliegen. In solchen kombinierten Fällen muss zuerst der Zweig – also Symptome, die meist durch pathogene Faktoren bedingt sind – behandelt werden. Dann

Beschwerden	Hauptpunkte	Zusätzliche Hinweise
Schmerzen (nicht chronisch!)	Di4	Punkte der Leitbahnen verwenden, die im Schmerzbereich verlaufen! Einsatz von Mikrosystemen (s. S. 50–59)
Übelkeit	Pe6	Zusammenhang mit Periode: Punkte von Mi + Le Bei Zeichen einer Qi-Stagnation: Le3 Zusammenhang mit Nahrungsaufnahme: Ma36
Akutsituationen* Kollaps	LG26	Alle Endpunkte der Leitbahnen sind „Akupunkte", z. B. He9 bei AP-Beschwerden

*Akupunktur ist nicht als Notfallmedizin geeignet und darf auf keinem Fall den Einsatz etablierter Rettungsmaßnahmen verzögern!

▌ Tab. 1: Einfache Beispiele für schnell wirksame, jedoch nicht immer lang anhaltende Behandlungskonzepte.

	Krankheitsbilder	Im Sinne der TCM*
Gute Aussichten auf Erfolg mit Akupunktur	Akute Schmerzen und Leiden, Verspannungen und Blockaden, funktionelle Syndrome, emotionale Mitbeteiligung	Fülle- und Außen-Syndrome, Blockaden des Qi und des Blutes
Akupunktur allein hilft meist nicht weit	Chronische Leiden mit substantiellen Organdefekten, „HypoZustände", Multimorbidität	Ausgeprägte Mangel-(Leere)-Zustände, vor allem Yin-Mangel

*Begriffserklärung im Kapitel „Diagnostik"

▌ Tab. 2: Die Akupunktur spielt ihre Stärke vor allem bei Yang-Zuständen aus (▌Abb. 2, S. 24/25). Bei den aufgeführten Krankheiten kann sie bei gleichzeitiger medikamentöser Behandlung als unterstützende Maßnahme eingesetzt werden.

kann man sich wieder des tiefer liegenden Wurzelproblems – meist im Sinne einer Funktionskreisstörung – annehmen. Normalerweise lösen sich jedoch Begleitsymptomatiken im Laufe einer Behandlung von selbst, wenn die Ursprungsstörung in der Wurzel genau erkannt und konsequent behandelt wird.

Akupunktur in Kombination

Auch in der TCM wird die Akupunktur oft gemeinsam mit anderen Therapieformen, meist Pharmakotherapie (❚ Abb. 1, S. 8/9), eingesetzt. Ihr großes Indikationsspektrum, gepaart mit einem äußerst günstigen Nebenwirkungsprofil, macht die Akupunktur zu einem vielseitig einsetzbaren Instrument:

▶ Zur Wirkungsverstärkung in **Kombination** mit chinesischer oder westlicher Pharmakotherapie, operativer Medizin, manueller Medizin, westlichen Naturheilverfahren, Psychotherapie, MAPS, Psychotonik, Neuraltherapie oder applied kinesiology
▶ Als flankierende Therapiemaßnahme, z. B. im Rahmen einer multimodalen Schmerztherapie
▶ Zur Senkung des Schmerzmittelverbrauchs, zur Verkürzung der Rekonvaleszenzdauer und zur Linderung unerwünschter Wirkungen anderer eingesetzter Medikamente, z. B. Übelkeit bei Chemotherapie

Wahl der richtigen Punkte

Die Punkte zur **Therapie der Leitbahnen und Funktionskreise** sind in den jeweiligen Kapiteln ausführlich beschrieben: Wandlungsphasen (s. S. 32 – 41) und Leitbahnen (s. S. 62 – 75). Weitere wichtige Regeln für die Auswahl und Kombination von Akupunkturpunkten sind die im Folgenden geschilderten.

Ashi-Punkte

Bei jeder Schmerzbehandlung lautet die einfachste Regel: dahin stechen, wo es wehtut. Diese druckdolenten Punkte oder Areale gelten auch dann als Akupunkturpunkte, wenn sie nicht auf einer Leitbahn liegen, und werden *Ashi*-Punkte genannt.
Achtung: Immer erst den Patienten fragen, ob eine Nadelung in schmerzhaftes Gebiet toleriert wird! Manche Schmerzen, z. B. Trigeminusneuralgien, sind dermaßen heftig, dass eine zusätzliche direkte Reizung sie womöglich verschlimmert.

Nahpunkt und Fernpunkt

Nach Identifikation der Leitbahn, die durch das betroffene Gebiet hindurchzieht, werden ein oder mehrere Nahpunkte mit einem Punkt kombiniert, der am distalen Ende ebenjener Leitbahn liegt. Beispiele sind Dü10 als Nah- und Dü3 als Fernpunkt bei dorsalem Schulterschmerz, Ma2 als Nah- und Ma44 als Fernpunkt bei Gesichtsschmerzen sowie Bl10 als Nah- und Bl60 als Fernpunkt bei HWS-Beschwerden.
Dabei ist Folgendes zu beachten:

▶ Durch das Stechen eines Fernpunkts lassen sich oftmals Schmerzen im gesamten Leitbahnverlauf reduzieren. So können auch Gebiete der direkten Nadelstimulation zugänglich gemacht werden, die vorher zu empfindlich waren (vgl. *Ashi*-Punkte).
▶ Alle Mikrosysteme (MAPS) können im weitesten Sinne auch als Fernpunkte betrachtet und eingesetzt werden.

Oben-unten-Regel

Vor allem bei der Behandlung von Kopfschmerzen (oben) erweisen sich Punkte am Fuß (unten) als sehr effektiv. Beispiele sind Le3 bei Scheitelkopfschmerz, Ma44 bei frontalem und Bl60 bei dorsalem Kopfschmerz.

Vorn-hinten-Regel

Punkte auf der Vorderseite des Körpers werden mit Punkten auf der Rückseite kombiniert. Zum Beispiel so: Schmerzen im Nacken-Schulter-Bereich (hinten) lassen sich durch eine Therapie der reflektorisch oftmals verkürzten Muskelantagonisten auf der Ventralseite behandeln. Oder: Kombination von Alarm-*Mu*-Punkten (vorn) und Zustimmungs-*Shu*-Punkten (hinten) zur Behandlung eines Funktionskreises (s. S. 42/43)

Kontralaterales Nadeln

Ist ein direkter Zugang zum betroffenen Gebiet nicht möglich, z. B. bei Entzündung, heftigem Schmerz oder Vernarbung, aber auch bei Phantomschmerz, so lässt sich eine Akupunktur im Symmetrieareal, z. B. an der jeweils anderen Extremität, durchführen.

Einseitig oder beidseitig stechen

Wenn einseitige Probleme vorliegen, dann werden die Punkte auch einseitig (ipsilateral!) eingesetzt. Punkte mit **überregionalen regulativen Wirkungen**, z. B. Ma36 zur Stärkung, Le3 zur Entspannung oder Di4 zur Bekämpfung pathogener Faktoren, werden normalerweise **beidseitig** gestochen.

Zusammenfassung

✖ Akupunktur kann schnelle Hilfe bei akuten Beschwerden in Form einer Symptombehandlung leisten.

✖ Ihr volles Potential entfaltet sie mit einem Verständnis der TCM – oft auch in Kombination mit anderen Therapieformen.

✖ Verschiedene Regeln helfen bei der Zusammenstellung der Punkte.

Anamnese

Allgemeine Hinweise

Jeder Patient mit dem Wunsch nach einer Akupunkturbehandlung sollte vorher vollständig nach den Standards der westlichen Medizin untersucht werden! Seine Erkrankungen müssen vor der Akupunkturbehandlung abgeklärt werden! Dies verhindert eine Verschleppung möglicher gravierender Erkrankungen und schafft eine klare Ausgangslage für die Akupunkturtherapie.

Um aber nicht nur mit den fertigen Diagnosen der westlichen Medizin zu arbeiten, sondern den Menschen selbst zu behandeln, ist meist eine erneute Befunderhebung notwendig. Die chinesische Medizin besitzt einige spezielle Methoden, die hierbei von Nutzen sein können.

> Der Akupunkteur behandelt nicht die Diagnosen oder die Befundberichte, die der Patient mitbringt, sondern den Menschen, der vor ihm sitzt!

Die Befunderhebung

Bei der traditionellen chinesischen Diagnose kommt der Arzt ganz ohne technische Hilfsmittel und bildgebende Verfahren aus. Er benutzt verschiedene Sinne (❚ Tab. 1), um möglichst viele krankhafte Befunde am Patienten wahrzunehmen. **Puls- und Zungendiagnose** dienen hierbei als spezielle Techniken.

Besonderheiten der TCM-Anamnese

▶ Bei der Betrachtung der **aktuellen Symptome** ist neben der genauen Lokalisation, dem Auslösemechanismus und Hinweisen auf mögliche pathogene Faktoren („War es zugig/kalt/feucht/ …, als die Rückenschmerzen zum ersten Mal auftraten?") auch die **subjektive Beschreibung** durch den Patienten von großer Bedeutung.

Befunderhebung durch …	Vorgehensweise	Besonderheiten
Befragen	Ausführliche Anamnese: Neben den aktuellen Symptomen werden auch vegetative und emotionale Begleiterscheinungen erfragt	Integrative Anamnese (s. u.)
Betasten	Beurteilung von Gewebetonus, Hautfeuchtigkeit, Temperatur etc. Außerdem: Palpation von Leitbahnen und Akupunkturpunkten, Prüfung von Triggerpunkten	Pulsdiagnose (s. S. 28/29)
Riechen und Hören	Hier werden Kraft und Klang der Stimme sowie der Geruch von Mund, Schweiß, Urin etc. beurteilt	
Betrachten	Bewegungsmuster, Haltung und Habitus geben einen Gesamteindruck der Konstitution und momentanen Kondition. Außerdem haben Farben von Haut, Augen, Sekreten etc. einen wichtigen Aussagewert	Zungendiagnose (s. S. 28/29)

❚ Tab. 1: Die vier diagnostischen Verfahren dienen dazu, die vielfältigen Informationen des Patienten auf systematische Weise zu sammeln.

▶ Die Frage nach **modulierenden Faktoren** („Wie ändert sich das Symptom auf Hitze, Kälte, Bewegung oder Druck?"; „Was verbessert, was verschlechtert die Symptomatik?") gibt weitere wichtige Hinweise für Diagnose und Therapie.

▶ Zur Einschätzung der **vegetativen Reaktionslage** werden folgende Kategorien ausführlich abgefragt: Schlaf, Verdauung, Schwitzen, allgemeines Wärmeempfinden, Antrieb und Vitalität, emotional-seelische Verfassung, Ess- und Trinkgewohnheiten und Lebensumstände.

▶ Bei Frauen wird nach der **Menstruation** oder menopausalen Befunden sowie nach dem Verlauf eventueller Schwangerschaften gefragt.

Integrative Anamnesetechnik

Es spricht vieles dafür, die chinesische Syndromdiagnostik mit der subjektorientierten Anamnesetechnik der westlichen psychosozial und anthropologisch orientierten Medizin zu verbinden. Dieser integrative Ansatz❻ bringt die Stärken beider Systeme zusammen und ermöglicht ein **besseres Verstehen des Patienten in seinem Kranksein.** Das wiederum führt oftmals zu einer tiefen und fruchtbaren Arzt-Patienten-Beziehung. Eine solche Anamnese braucht natürlich Zeit – etwa 1 Stunde für ein Erstgespräch –, die sich jedoch, gerade bei komplexen und chronischen Beschwerdebildern, schnell durch eine effektive Behandlung auszahlt.

Vegetative Anamnese: Der Schmerz

Am Beispiel Schmerz kann man sehen, wie genau die chinesische Medizin ein Symptom aus verschiedensten Blickwinkeln beleuchtet (❚ Tab. 2). Ähnlich ausführlich wird in der Anamnese auch nach Verdauung, Wärmeverhalten und den anderen vegetativen Funktionen gefragt.

Wissen, „wo" man arbeitet

Normalerweise mündet die Begegnung von Arzt und Patient in eine Behandlung – z. B. in eine Akupunkturtherapie. Diese scheinbar einfache Methode der Behandlung – das Stimulieren individuell zusammengestellter Punkte an der Körperoberfläche – kann beim Patienten Reaktionen auf verschiedenen Ebenen auslösen (❚ Tab. 3). Zu bestimmen, welche dieser Dimensionen in den Prozess von Diagnose und Therapie einfließen sollen, und zu erkennen, worauf der Patient in jeder einzelnen Sitzung am ehesten einzugehen vermag, das macht einen guten Arzt aus.

	Aspekte des Schmerzes	Hinweis auf ...
Schmerz-charakter	„Einschießend", Wechsel von Lokalisation und Stärke	Pathogenen Faktor Wind
	„Ziehend", eindeutig lokalisierbar und ortsfest, eher tief empfunden	Kälte
	„Brennend", mit Entzündungszeichen	Hitze
	„Zäh", Verbesserung, wenn man in Schwung kommt	Schleim
	„Einschnürend", „einengend"	Qi-Stagnation, Leber-FK
Modulierende Faktoren	Wärme verschlimmert, Kälte bessert	Hitze
	Kälte verschlimmert, Wärme bessert	Kälte
	Druck verschlimmert	Fülle
	Druck verbessert	Leere
	Bewegung verbessert	Qi-Stagnation
	Bewegung verschlechtert	Mögliche Blut-Stase
	Beeinflussung durch das Wetter	Jeweiligen Klimafaktor, meist Wind, Kälte und Feuchtigkeit
	Zusammenhang mit Anspannung, Ärger, Aufregung	Leber-FK
Lokalisation	Einzelne Leitbahn(en) betroffen	Außen-Syndrom oder Störung des zugehörigen FK
	Druckschmerz auf *Shu*- oder *Mu*-Punkten	FK-Störung (Erkrankung des Inneren)

▌ Tab. 2: Schmerz kann aus unterschiedlichsten Gründen entstehen. Die genaue Anamnese und Untersuchung sind Voraussetzungen für das Therapiekonzept und geben Hinweise auf Zusammenhänge oder Ursachen im Sinne der TCM.

Ebenen des (Krank-) Seins	Manifestationsweisen im westlichen Verständnis	Konzepte der TCM
Somatisch	Muskulär: lokale Verspannungen, Muskelketten, Gesamttonus etc.	Leitbahnen und Innere Organe
	Humoral-nerval: Immunsystem, ZNS/PNS, endokrine Regelkreise etc.	
	Vegetativ: Durchblutung, Verdauung etc.	Grundsubstanzen Qi
Psychisch	Gefühle, Emotionen, Prägungen, Konditionierungen etc.	Funktionskreise
	Das Ich in der Welt	Yin/Yang
Spirituell	Sinn und Sein, Phasen des Lebens:	
	Die Welt im Ich	Tao

▌ Tab. 3: Menschsein, Kranksein und Gesundsein spielen sich nicht nur auf einer Ebene der Existenz ab. Da das Qi alles durchdringt, ist die Akupunktur zumindest theoretisch in der Lage, in den verschiedenen Dimensionen Einfluss auszuüben.

Als Behandler kann man nur auf jenen Seinsebenen arbeiten, die einem selbst bewusst und vertraut sind. Zuerst bedarf es dazu eines Sicheinlassens: Man räumt den verschiedenen Dimensionen zumindest die Möglichkeit der Existenz ein. Dann ist man in der Lage, persönlich zu erfahren, welche Ebenen für einen selbst wichtig sind und „wo" man arbeiten möchte. Diese Integration der Ebenen ermöglicht es schließlich, den Patienten kompetent und ehrlich zu begleiten.

Diese im Merksatz beschriebene Tatsache bedeutet nicht, dass jeder Arzt mit allen Bewusstseinsdimensionen❼ vertraut sein muss. Es bedeutet nur, dass man sich seines eigenen Konzepts von Gesundheit und Krankheit sicher sein sollte: **Auf der somatisch-physischen Ebene arbeitet die Akupunktur definitionsgemäß immer.** Denn schließlich dringt sie mit einem scharfen Gegenstand in Gewebe ein und ruft dabei verschiedenste physische Reaktionen hervor. Ob man die anderen angeführten Ebenen ins Behandlungskonzept aufnimmt, ist jedem selbst überlassen, definiert jedoch den Aktionsradius als Arzt. Wer beispielsweise nicht an psychosomatische Zusammenhänge glaubt, wer also dieser Dimension keine Realität einräumt und sie so auch nicht in sich selbst erfährt, ist tendenziell weniger in der Lage, diese Ebene des Krankseins zu erkennen und kompetent zu therapieren.

Zusammenfassung

✖ Zur Befunderhebung benutzt der Arzt all seine Sinne.

✖ Die TCM-Anamnese fragt genauestens nach dem aktuellen Befund. Vegetative und emotionale Komponenten berücksichtigen zudem das Befinden des Patienten.

✖ Sich bewusst zu werden über das eigene Verständnis von Gesundheit und Krankheit, schafft Klarheit über Art und Dimension der Therapie – für den Arzt wie auch für den Patienten.

Ba Gang – die acht diagnostischen Leitkriterien

Die acht Leitkriterien (chin. *Ba Gang*) dienen zur ersten einfachen Differenzierung von Krankheiten bzw. einzelnen Symptomen und bestehen aus vier Kategorien mit jeweils zwei Gegensatzpaaren (■ Abb. 1). Mit ihrer Hilfe wird bewertet, ob der aktuelle Zustand eher zum einen oder zum anderen Extrem tendiert.

> Die Aussagen, die mit Hilfe der *Ba Gang* getroffen werden, sind keine Absolutwerte, sondern geben immer nur Tendenzen in eine bestimmte Richtung an.

Yin und Yang sind hierbei als übergeordnete Prinzipien anzusehen, die das Gesamtbild zusammenfassen. Die drei anderen Kategorien (Außen/Innen, Fülle/Leere, Hitze/Kälte) geben konkrete Aussagen zu Lokalisation, Wärmeverhalten und Dynamik des betrachteten Krankheitsbildes.

Außen/Innen

Die Kategorie Außen/Innen fragt nach der Lokalisation der Erkrankung. Sie hat

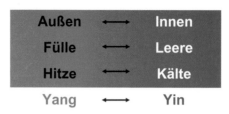

Außen	⟷	Innen
Fülle	⟷	Leere
Hitze	⟷	Kälte
Yang	⟷	Yin

entscheidende Bedeutung für die weiterführende Diagnostik und Therapie: Handelt es sich nämlich um eine **Außen-Erkrankung**, so reicht es meist, die betroffenen **Leitbahnen** zu behandeln und **pathogene Faktoren** zu bekämpfen. Innere Erkrankungen – darunter alle chronischen, komplexen oder psychosomatischen Beschwerdebilder – bedürfen einer ausführlicheren Diagnose und einer längeren Therapie (■ Tab. 1).

> Außen-Erkrankungen sind eine Domäne der Akupunktur. Häufig zeigt sich schon in der ersten Behandlung eine deutliche Besserung der Beschwerden. Außen-Erkrankungen gehen nicht mit Veränderungen von Puls, Zungenkörper oder Ausscheidungen einher.

Fülle/Leere

Diese Kategorie bewertet die **Konstitution und aktuelle Kondition des Patienten.** Fülle-Syndrome (Syn. Repletio-Syndrome) entstehen, wenn pathogene Faktoren auf einen Organismus mit starken Abwehrressourcen treffen. Leere-Syndrome (Syn. Mangelsyndrom, Depletio-Syndrom) zeigen sich bei prolongiertem Krankheitsverlauf oder bei schwacher Konstitution❽. Zur Unterscheidung (■ Tab. 2) sind **Zungen- und Pulsdiagnose** sowie die **Reaktion auf Druck** von großer Aussagekraft.
Cave: Es existieren auch Mischbilder! Ein Körper, der allgemein eher in einer Leere-Situation ist, z. B. mit blasser Zunge, schwachem Puls und chronischer Erschöpfung, kann trotzdem

■ Abb. 1: Die acht Leitkriterien *Ba Gang*.

	Außen	Innen
Ursache	Eindringen von **pathogenen Faktoren** in oberflächliche Schichten	Entstehung von innen heraus (Emotionen, falsche Lebensführung etc.), tieferes Eindringen der pathogenen Faktoren
Lokalisation	Körperoberfläche: Haut, Muskeln, Leitbahnen, Abwehr-Qi	Erkrankungen der inneren Organe → Weitere DD nach **Funktionskreisen** und **Grundsubstanzen**
Leitsymptome	Schmerzen, Kälteaversion, empfindliche Oberfläche	Diverse Störungen möglich
Verlauf	Meist akut	Meist chronisch
Therapiekonzept	Pathogene Faktoren vertreiben	Funktionskreise stärken und harmonisieren
Puls	Oberflächlich	Tief

■ Tab. 1: Wichtige Kriterien zur Differenzierung zwischen Außen- und Innen-Erkrankungen.

	Fülle	Leere
Ursachen	Pathogene Faktoren; Fehlverteilung von Qi/Blut	Mangel an Grundsubstanzen; Schwäche der Funktionskreise
Krankheitsverlauf	Meist akut und heftig	Oft chronisch und schleichend
Konstitution und Verhalten	Kräftig, „gute Farbe" Agitiert, schnelle Bewegungen	Schwach, blass Apathisch, lustlos, langsam
Stimme	Laut, kräftig	Leise, schwach
Zungenkörper	Groß, kräftig, fest	Klein, blass
Zungenbelag	Dick, schmierig	Wenig oder fehlend
Puls	Stark, voll	Schwach, leer
Schmerz und Reaktion auf Druck	Heftig, akut, hell Druck verschlechtert	Dumpf, beständig Druck verbessert

■ Tab. 2: Wichtige Kriterien zur Differenzierung zwischen Fülle- und Leere-Zuständen.

	Hitze	Kälte
Ursachen	Pathogene Hitze dringt ein; Innerer Yin-Mangel	Pathogene Kälte dringt ein; Innerer Yang-Mangel
Allgemeine Zeichen von Symptomen	Farbig, trüb, brennend, heiß, riechend, Entzündungszeichen	Weiß, fest, langsam, feucht, farb- und geruchlos
Verhalten	Agitiert, unruhig, reizbar	Matt, langsam, introvertiert
Temperaturverhalten	Bevorzugt Kälte, Hitzeaversion	Bevorzugt Wärme, Kälteaversion („Frostbeule")
Durst	Viel	Wenig
Bevorzugte Lebensmittel	Kalte Getränke und Speisen	Warme Getränke und Speisen
Ausscheidungen	Stuhl: dunkel, oft Obstipation Urin: dunkelgelb, konzentriert	Stuhl: weich, hell, oft Diarrhö Urin: klar, reichlich
Zungenkörper	Rot	Blass
Zungenbelag	Gelb, trocken	Weiß, feucht
Puls	Schnell	Langsam, evtl. gespannt

■ Tab. 3: Wichtige Kriterien zur Differenzierung zwischen Hitze- und Kälte-Zuständen.

eine **lokale Fülle-Symptomatik,** z. B. akute, berstende Kopfschmerzen, aufgrund einer **Stagnation von Qi oder Blut** entwickeln.

> Eine direkte Konsequenz für die Therapie: Bei Leere kommen auffüllende Techniken zum Einsatz, Fülle bedarf der Ableitung (vgl. S. 16/17).

Hitze/Kälte

Diese Kategorie gibt **Auskunft über das Temperaturverhalten** des betrachteten Symptoms sowie des Patienten im Allgemeinen (❚ Tab. 3). In der Praxis trifft man auch hier häufig auf Misch- oder Übergangszustände:

▶ Oft wandelt sich ein anfängliches Kälte-Syndrom in Hitze oder umgekehrt.
▶ Hitze und Kälte treten gleichzeitig, aber an verschiedenen Orten auf: Hitze in der oberen Körperhälfte, Kälte in der unteren, das Abdomen heiß, die Extremitäten kalt etc.
▶ Entscheidende diagnostische Hinweise geben in solchen Fällen der Zungenbefund und die Frage nach dem Trinkverhalten („Viel Durst?"; „Warme oder kalte Getränke bevorzugt?").

> Bei Kälte trägt der Einsatz von Moxa entscheidend zum Therapieerfolg bei, ausgeprägte Hitze-Symptomatik wird mit einem Mikroaderlass an speziellen Punkten therapiert.

Yin/Yang

Die Symptome eines Yang-Zustandes, wie Hitze-Zeichen, agitiertes Verhalten etc., entsprechen größtenteils denen eines Hitze-Syndroms. Yin-Zustände gehen mit Verlangsamung und Schwächezeichen wie beim Kälte-Syndrom einher. Es ist wichtig zu verstehen, dass dies nur eine allgemeine, überordnende Beschreibung ist und man vor allem bei Innen-Erkrankungen die Kriterien Fülle/Leere und Hitze/Kälte miteinander kombinieren muss, um zwischen einem absoluten und einem relativen Yin- bzw. Yang-Zustand zu unterscheiden (❚ Abb. 2).

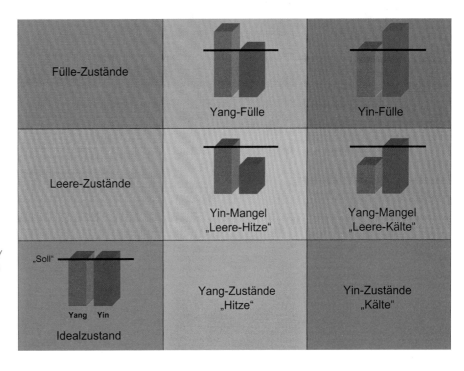

❚ Abb. 2: Kombination von Fülle/Leere und Hitze/Kälte: Ein Yang-Zustand mit Symptomen wie Hitze und Agitiertheit kann Ausdruck von zu viel Yang sein, also einer Fülle, bedingt durch pathogenen Yang-Faktor. Er kann aber auch auf einen Mangel an Yin hinweisen, also auf eine Yin-Leere mit relativem Yang-Überschuss. Umgekehrtes gilt für die Yin-Seite.

Zusammenfassung

✖ Die *Ba Gang* (acht Leitkriterien) sind der erste diagnostische Blick und zeigen die Theorie von Yin und Yang im täglichen klinischen Einsatz.

✖ Aus der *Ba-Gang*-Diagnose ergeben sich wichtige Konsequenzen für die Therapie:

– Außen-Syndrom → pragmatische Therapie der Leitbahnen und Muskeln

– Kälte-Syndrom → Behandlung mit Moxa

– Leere-Syndrom → stärkende Behandlungstechniken

Ursachen von Krankheiten

Pathogene Faktoren

Im Verständnis der TCM kann die gesunde Harmonie des Körpers durch Einflüsse der Innen- und Außenwelt angegriffen werden. Man nennt diese Faktoren pathogene Faktoren. Es wird dabei zwischen äußeren, auch klimatisch genannten, und inneren, auch emotional genannten, Faktoren unterschieden, deren Identifikation für die Erarbeitung des Therapiekonzepts wichtig ist.

Es bestehen spezifische Verbindungen zwischen einzelnen Faktoren und Funktionskreisen (▮ Tab. 2, S. 10/11), die in beide Richtungen wirken. So kann beispielsweise Wind-Exposition (Wechselklima) oder emotionale Erregung das Lebersystem schädigen – umgekehrt zeigt sich bei einer Leberstörung eine vermehrte Gereiztheit und Empfindlichkeit gegenüber Wind.

Äußere pathogene Faktoren

Die Faktoren **Wind, Hitze, Kälte, Trockenheit** und **Feuchtigkeit** können als klimatische Einflüsse über Haut, Mund und Nase in den Körper eindringen, was sich dann als Fülle-Syndrom (s. S. 24/25) äußert. Gleichzeitig dienen sie auch als metaphorische Beschreibung der Patientenbeschwerden. So wird die Diagnose Hitze auch dann gestellt, wenn sich ein Symptom so präsentiert, als ob Hitze da wäre, beispielsweise bei einer Tonsillitis mit rotem, heißem Rachen (▮ Tab. 1).

Die Faktoren lassen sich in Yin und Yang ordnen und treten häufig in Kombination auf.

Wind

Wind ist ein Yang-Faktor, der vornehmlich die obere Körperhälfte, die Yang-Leitbahnen, v. a. *Shao Yang,* und die Körperoberfläche befällt. Typische Charakteristika von Wind-Störungen sind: plötzlicher und **heftiger Beginn** (z. B. neuralgiforme Schmerzen), **Wechsel** von Lokalisation, Art und Stärke der

Beschwerden, leichtes Schwitzen, Frösteln, Muskelverspannungen, Juckreiz und Schwindel. Der **Apoplex** wird als Maximalvariante von „innerem Leber-Wind" betrachtet.

Da Wind die Poren öffnet, dringen häufig noch weitere Faktoren in den Körper ein, was zum Beispiel zu Infekten oder Gelenkbeschwerden führen kann.

Therapie: Akupunktur u. a. an **Gb20, Di4, Du14, 3E5.** Außerdem hilft **Schröpfen** im Schulter-Nacken-Bereich bei der Beseitigung dieses „Eindringlings".

Kälte

Dieser Yin-Faktor ist sehr häufig an der Entstehung von Krankheiten beteiligt und befällt durch Schädigung des Yang bevorzugt die Funktionskreise Milz und Niere (Blasenleitbahn). Der Charakter der Kälte ist verlangsamend und zusammenziehend, woraus Störungen der Qi- und Blutbewegung resultieren. Die Symptome sind: **Frieren, Kältegefühl** in Extremitäten oder im Abdomen, fixierter und tiefer Schmerz, helle und wässrige Absonderungen, kein Schwitzen und kein Durst.

Hinweis: Eine Ernährung mit viel Rohkost und gekühlten Getränken entspricht einer Kälte-Exposition und kann zu Milz- und Nieren-Yang-Mangel führen (Yang-Mangel = innere Kälte).

Therapie: Lokale **Moxa**-Behandlung bei Kälte-Schmerz und Stärkung des Yang durch Akupunktur u. a. an **LG4, KG6, Bl23, Ma36, Mi6.** Bei Nieren- oder Milzbeteiligung siehe Therapie der Funktionskreise (s. S. 32–41).

> Wenn die Abwehrkräfte des Körpers intakt sind, entsteht aus einer anfänglichen Kälte-Invasion oft Hitze, z. B. Fieber bei Erkältungen.

Feuchtigkeit

Feuchtigkeit (Syn. Nässe) ist ein Yin-Faktor von klebrigem, zähem Charakter und manifestiert sich meist in der unteren Körperhälfte. Feuchtigkeitsbeschwerden sind langwierig und gehen mit Erschöpfung, Missempfindungen und **Schweregefühl** der Extremitäten einher. Weitere Syndrome sind dumpfe Schmerzen, trübe Körperabsonderungen, klebriger oder dünner Stuhl, Völlegefühl, nässende Hautveränderungen oder Schwellungen und Ödeme. Manchmal ist ein weißer Zungenbelag zu diagnostizieren.

Liegen solche Symptome vor, muss immer der Funktionskreis Milz (s. S. 40/41) gestärkt werden, um die Feuchtigkeit zu transformieren! Die Akupunkturtherapie bei Feuchtigkeit richtet sich auf **Mi9, Mi3, Bl20, Ma36.**

Besondere Feuchtigkeit: der Schleim

Bei länger bestehender Feuchtigkeit kann durch Hitze- oder Kälteeinwirkung der noch zähere und schwerere Schleim (chin. *Tan*) entstehen. Der Schleimbegriff umfasst nicht nur den sichtbaren Schleim in Lunge, Nase, Nebenhöhlen etc., sondern kann als innerer, substanzloser Schleim eine **Vielzahl an Symptomen** auslösen. Taubheitsgefühle bei Schleim in den Leitbahnen, subcutane Schleimdepots in Form von Gelosen bzw. bindegewebigen Verquellungen, Gallen- und Nierensteine, Gelenkdeformationen und Bewusstseinsstörungen, wenn der Schleim den *Shen* benebelt, sind nur die wichtigsten.

Übermäßiger Genuss von Zucker und Milchprodukten trägt zur Schleimentstehung bei, ein schmierig-klebriger Zungenbelag ist pathognomonisch!

Therapie: Siehe Therapie der Feuchtigkeit (s. o.), zusätzlich **Ma40** und **KG12.**

Hitze

Viele **Entzündungszeichen** werden in der TCM dem Yang-Faktor Hitze zugeschrieben: Er sorgt für Fieber, Rötung, beschleunigt Atmung und Puls und hat die Tendenz, nach oben zu steigen. Weitere Symptome sind Durst, Hitzeaversion, verfärbte, konzentrierte und oft stinkende Ausscheidungen und eine **rote, meist trockene Zunge mit gelbem Belag.**

Befunde	Pathogene Faktoren	Westliche Diagnose
Juckende Augen und Haut, Niesreiz (zusätzlich rinnende Nase, klares Sekret)	Wind (Wind-Kälte)	Allergische Rhinitis
Verstopfte Nase, Frösteln, Glieder- schmerzen, Kälte- aversion	Kälte	Beginnender grippaler Infekt
Plötzliche Muskelver- spannung nach Wind- Exposition, ausstrah- lende Schmerzen, Ro- tationseinschränkung	Wind-Angriff	Torticollis
„Dolor, Rubor, Calor" des Mittelohrs, Ent- leerung von eitrigem Sekret	Hitze	Eitrige Otitis

▌ Tab. 1: Beispiele einfacher Krankheitsbilder mit westlicher Diagnose, an denen die Zuordnung der pathogenen Faktoren veranschaulicht werden soll.

Hitze bekennt Farbe!

Innere Hitze kann durch einen Yin-Mangel oder durch eine Qi-Stagnation entstehen („Reibung erzeugt Wärme") und betrifft vorwiegend die Funktions-kreise Herz, Leber und Lunge.
Therapie: Hitze kühlen und ausleiten mit den Punkten **Di11, Di4, Ma44, Bl40, Le2.** Blutiges Schröpfen oder Mikroaderlass helfen bei starker Hitze.
Achtung: Bei Hitzeerkrankungen kann die Behandlung mit Moxa zu einer Ver-schlimmerung führen! Aus demselben Grund sollten Alkohol, scharfe Gewürze und Rauchen gemieden werden.

Trockenheit

Trockenheit stellt einen eher seltenen Yang-Faktor dar, der hauptsächlich Lun-ge und Körperflüssigkeiten angreift und Symptome wie Husten, Halskratzen und Trockenheit von Haut, Schleim-häuten und Zunge hervorruft.
Hinweis: Trockenheit kann auch bei länger bestehender Hitze (Austrocknung der Körperflüssigkeiten = Verbrauch von Yin) oder durch Klimaanlagen und tro-ckene Heizungsluft entstehen.
Therapie: Die Akupunkturtherapie bei Trockenheit richtet sich auf **Lu7, Lu5,** Ni3, **Ni6, KG4.**

Emotionale Faktoren

Jegliches **Übermaß an Gemütsregun-gen** beeinflusst den Qi-Fluss im Körper und führt zu einer Schwächung der inne-ren Organe (▌ Tab. 2, S. 10/11 und aus-führlich bei den einzelnen Funktionskrei-sen S. 32–41). Interessanterweise wur-den diese Zusammenhänge nicht nur in China erkannt, sondern tauchen auch in unserem Kulturkreis in Form von Sprich-wörtern auf. Beispiele für diese sprich-wörtliche Weisheit sind die folgenden:

▶ „Welche Laus ist dir über die Leber gelaufen?" (TCM: Ärger als Emotion der Leber).
▶ „Ihm ist die Angst in die Knochen gefahren." (TCM: Knochen und Angst gehören zur Niere).
▶ „Er trägt sein Herz auf der Zunge." (TCM: Sprache bzw. Zunge als Aspekt des Herzens).

Weitere Krankheitsursachen

Die chinesische Medizin erkennt in Traumata, Drogenmissbrauch und Para-sitenbefall weitere potentiell krank machende Faktoren. Darüber hinaus legt sie großen Wert auf eine gesunde Lebensführung. Folgende Faktoren können zu Krankheiten führen:

▶ Falsche Ernährung, z. B. zu viel, zu süß, zu spät, beim Lesen oder Fern-sehen
▶ Körperliche Über- oder Unterlastung
▶ Exzesse jeglicher Art, z. B. sexuelle oder emotionale

Hier zeigt sich ein tiefes Wissen um den Stellenwert der **Prävention**, was auch

in folgendem Zitat aus dem *Huang Di Nei Jing* zum Ausdruck kommt: „Zu be-handeln, wenn eine Erkrankung auftritt, ist spät. Dies ist vergleichbar damit, erst einen Brunnen zu graben, wenn man durstig ist, oder erst Waffen zu schmie-den, wenn der Krieg ausbricht."

Eine Krankheit „dringt tiefer"

Die TCM vergleicht Auftreten und Ver-lauf einer Erkrankung mit einem **Kampf zwischen Gut und Böse,** wobei die körpereigenen Abwehrkräfte sich, in Form des sog. antipathogenen Qi, den angreifenden pathogenen Faktoren ent-gegenstellen:

▶ Treffen schwache Angreifer auf ein kräftiges antipathogenes Qi, so ist die Abwehr meist in der Lage, die patho-genen Faktoren zu beseitigen, ohne dass es zur manifesten Erkrankung kommt.
▶ Beim Aufeinandertreffen von starken pathogenen Faktoren und starkem anti-pathogenem Qi kommt es zu einer Aus-einandersetzung auf verschiedenen Ver-teidigungsebenen. Die Konzepte der sechs Schichten (bei kältebedingten Er-krankungen, erklärt im *Shang Han Lun*) und der vier Stadien (für hitzebedingte Pathologien, erklärt im *Wen Bing Lun*) beschreiben dieses Tieferdringen einer Krankheit – mit entsprechenden körper-lichen Symptomen wie Frösteln, Fieber etc. – und die jeweilige Behandlungs-methode genau.
▶ Werden schwache Abwehrkräfte mit starken pathogenen Faktoren kon-frontiert, so können diese schnell vordringen und die inneren Organe schädigen.

Zusammenfassung
✖ Pathogene Faktoren können Krankheiten auslösen und stellen sich meist in Form einer „Als-ob-Reaktion" des Körpers dar, z. B. „als ob man Wind abbekommen hätte".
✖ Auch Emotionen, v. a. in falschem Maß, können Ursache von Krankheit sein.
✖ Prävention ist die beste Therapie!
✖ Krankheiten, die durch pathogene Faktoren ausgelöst werden, dringen von außen nach innen in die Tiefe vor.

Puls- und Zungendiagnose

Um auch ohne invasive oder bildgebende Verfahren Aussagen über den Zustand der inneren Organe machen zu können, wurden in der TCM spezielle Untersuchungsverfahren entwickelt, von denen Puls- und Zungendiagnose die bekanntesten sind.

Pulstastung

Die chinesische Pulstastung erfolgt zwar auch an der Arteria radialis, unterscheidet sich jedoch wesentlich von der im Westen gebräuchlichen Methode der Pulsfrequenzbestimmung. Zählt im Westen der messbare Wert, z. B. 80 Schläge/min, so geht es dem TCM-Arzt um die Qualität der Pulswelle, für deren Beschreibung ihm **ca. 30 verschiedene Bezeichnungen** zur Verfügung stehen. Diese Pulsformen (▌Tab. 1) beschreiben folgende Aspekte:

▶ Lokalisation der stärksten Pulsbewegung („Wo ist der Puls am kräftigsten?"). Der Puls kann **tief**, in **normaler bzw. mittlerer** Lage oder **oberflächlich** sein und wird an sechs verschiedenen Positionen qualifiziert.
▶ Beschleunigungskraft und Masse der Pulswelle („Wie kraftvoll flutet der Puls an und ab?") Man unterscheidet zwischen **vollem, feinen** und **leerem** Pulsmuster.
▶ Bewegungsprofil der Pulswelle („Wie könnte man die Welle am besten beschreiben?"). Es existieren definierte Ausdrücke dafür wie **saitenförmig, gespannt** oder **schlüpfrig.**

Technik

Der entspannt sitzende Patient legt seine Hände mit den Handflächen nach oben auf einem Kissen ab. Zunächst werden alle drei Positionen (▌Abb. 1) gleichzeitig in mittlerer Ebene getastet, um einen Eindruck vom allgemeinen Pulsstatus (eher kräftig und voll oder schwach und leer?) zu bekommen. Danach werden die einzelnen Positionen in drei Ebenen mit leichtem, mittelstarkem und starkem Druck palpiert, um Störungen eines bestimmten Funktionskreises herauszufinden. Rechter und linker Arm können gleichzeitig oder nacheinander untersucht werden.

Bezeichnung	Mögliches Zustandsmuster	Pulsbilder
Oberflächlicher Puls	Muster der Oberfläche (pathogener Faktor), Leere-Zustand	
Tiefer Puls	Muster des Inneren (kann tief und voll oder tief und leer sein)	
Feiner Puls	Leere von Qi und Blut (oder Feuchtigkeitsmuster)	
Leerer Puls	Leere-Zustände, unzureichendes Qi und Blut	
Voller Puls	Fülle-Zustand, z. B. bei Hitze	
Schlüpfriger Puls	Feuchtigkeits-Schleim-Muster	
Saitenförmiger Puls	Muster von Leber und Gallenblase, Qi-Stagnation, „rebellisches Qi"	
Gespannter Puls	Kälte-Muster, Schmerzen, Nahrungsstagnation	

▌Tab. 1: Acht wichtige und häufige Pulsbeschreibungen mit Deutungsmöglichkeiten. [2, 6]

> Das Tasten der Pulse erfordert Konzentration, Achtsamkeit und Übung. Eine gewisse Schulung der Tastempfindung ist genauso notwendig wie eine klare, offene Wahrnehmung des Augenblicks.

Zungendiagnose

Die Zunge steht über die Leitbahnen und deren Kollateralen in Verbindung mit den inneren Organen und dient so als Spiegel der Funktionskreise (▌Abb. 2 u. 3, ▌Tab. 2 u. 3).

> Akute Beschwerden gehen mit Veränderungen des Zungenbelags einher. Veränderungen am Zungenkörper weisen auf eine länger bestehende Störung hin.

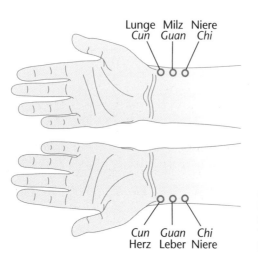

Lunge Milz Niere
Cun Guan Chi

Cun Guan Chi
Herz Leber Niere

▌Abb. 1: Bei der Pulstastung entspricht jede Tastposition einem Funktionskreis. Auffällige Palpationsbefunde lassen somit Rückschlüsse auf eine innere Störung zu. Beachte die beidseitige Aufteilung in die drei Körperetagen: Thorax = distale Taststelle *Cun*, Abdomen = mittlere Taststelle *Guan*, Becken = proximale Taststelle *Chi* (s. S. 38/39). [2]

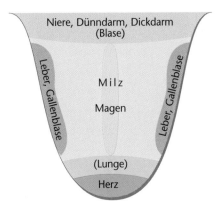

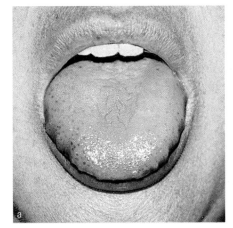

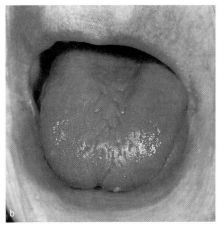

▌ Abb. 2: Die Zunge mit ihrer somatotopen Gliederung. Veränderungen der jeweiligen Areale geben Hinweise auf eine mögliche Funktionskreisstörung. [2]

▌ Abb. 3: Manche Zungenbefunde sind auch für den Laien klar unterscheidbar. a) Hier liegt ein Kälte-Befund vor mit blassem ZK und feuchtem Belag. b) Dies zeigt einen Hitze-Befund mit tiefrotem, trockenem ZK und wenig Belag. [6]

Zungenkörper

Aspekte	Eigenschaften	Hinweis auf „innere(n)"
Größe und Form	(Über)groß, fest, kräftig	Fülle
	Klein	Leere
Farbe	Kräftiges Rot	Hitze
	Blass-weiß	Kälte (= Yang-Mangel)
	Flecken (livide/rot)	Zeichen einer Blut-Stase aufgrund von Kälte/Hitze
Kombinationen	Klein und blass	Mangel an Qi und Yang
	Klein, rot und rissig	Yin-Mangel
	Rissig und blass	Blut-Leere
	Klein und rot	Yin-Mangel
Besonderheiten	Zahneindrücke	Milz-Qi-Mangel
	Zittrige Zunge	Mangel (an Qi und Blut) oder „Wind"
	Gestaute Venen am Zungengrund	Blut-Stase

▌ Tab. 2: Bewertung des Zungenkörpers.

Zungenbelag

Aspekte des Belags	Eigenschaften	Hinweis auf „akute(n)"
Farbe	Gelb bis braun	Hitze
	Weiß	Kälte
	Grau-schwarz	Länger bestehende Hitze oder Schleim
Beschaffenheit	Dick	Starken pathogenen Faktor
	Klebrig-teigig	Feuchtigkeit und Schleim
„Landkartenzunge"	Belag fehlt an manchen Stellen	Starke lokale Hitze oder Yin-Mangel
Feuchtigkeit	(Über)feucht	Feuchtigkeitsretention
	Trocken	Hitze und Trockenheit

▌ Tab. 3: Bewertung des Zungenbelags: Wenn ein pathologischer Belag vorliegt, dann hilft dessen Lokalisation zur weiteren Befundbeurteilung (▌ Abb. 2).

Zusammenfassung

Puls- und Zungendiagnose komplettieren die TCM-Diagnose und können entscheidende diagnostische Hinweise geben, vor allem bei der Unterscheidung von Fülle/Leere und Hitze/Kälte. Beide Diagnosemethoden stützen sich jedoch mehr oder weniger auf den subjektiven Eindruck des Untersuchers und müssen in der täglichen Praxis erlernt und verfeinert werden. Die Befunde von Zunge und Puls werden deshalb mit dem Gesamtbild der restlichen dia-

B Spezieller Teil

Die Wandlungsphase Metall

Allgemeine Hinweise zu den Wandlungsphasen und Funktionskreisen

In den folgenden fünf Kapiteln werden die verschiedenen Wandlungsphasen mit klinisch relevanten Hinweisen zu Diagnose und Therapie genauer vorgestellt. Hierbei wird deutlich, dass die TCM die **Organe** primär als **Funktionsträger** und nicht so sehr als anatomische Einheiten des Organismus versteht. Diese „Landschaften von Entsprechungen" sind in uns allen vorhanden, und ihre Energien befähigen uns, adäquat auf Einflüsse aus der Umwelt zu reagieren. Dabei hat jeder Mensch seine eigene **individuelle „Färbung"**, d.h. seine eigene Art zu agieren, zu fühlen, zu denken, krank zu werden etc. Beim Lesen der folgenden Kapitel wird sich der eine oder andere in einer bestimmten Wandlungsphase besonders deutlich wiedererkennen. Das bedeutet nicht mehr und nicht weniger, als dass er **im entsprechenden Element zu Hause** ist. Einerseits sind ihm die dort beschriebenen Krankheiten und Reaktionsweisen aus eigener, oft leidlicher Erfahrung vertraut, andererseits hat er dadurch auch direkteren Zugang zur jeweiligen Ausdrucksform. So ist beispielsweise der „Lungentyp" sehr sensibel und kann sich gut in andere Menschen einfühlen, der „Lebertyp" kann sich gut durchsetzen etc.

Mit diesem Verständnis ist man in der Lage, zu erkennen, wenn **Prozesse** in einer bestimmten Phase stecken bleiben. Man kann dann die benötigte Energie eines Funktionskreises aktivieren oder stützen, um den jeweiligen Vorgang, z.B. eine Krankheit, eine Beziehung oder einen Lebensabschnitt, auf gesunde und harmonische Art voranzubringen.

Zu einem Funktionskreis – der Wandlungsphase auf der körperlichen Ebene – gehören jeweils zwei „Organe". Weil jedoch das **Yin-Organ** bei der Entstehung und Therapie von Krankheiten die **überragende Rolle** spielt, wird in diesem Buch auf die speziellen Eigenschaften der Yang-Organe kaum eingegangen.

> Die Wandlungsphasen und Funktionskreise sind der Schlüssel zum Verständnis der TCM als eine integrale, holistische Betrachtungsweise des Menschen.

Der Funktionskreis Lunge/Dickdarm

Die Lunge (Yin-Organ) und ihr Partner Dickdarm (Yang-Organ) repräsentieren die **Wandlungsphase Metall** (∎ Abb. 1) im menschlichen Organismus. Die zugehörigen Leitbahnen sind in ∎ Abb. 2 dargestellt.

Funktionen der Lunge

Das „System Lunge" befähigt den Menschen zum **Austausch und Kontakt** mit der (Um-)Welt:

▶ Zum einen geschieht dies durch die rhythmische Atmung, die ihn über die Atemluft mit **frischem Qi** versorgt. Neben der Aufnahme ist die Lunge auch für die **Verteilung von Qi und von Körperflüssigkeiten** im Organismus zuständig.

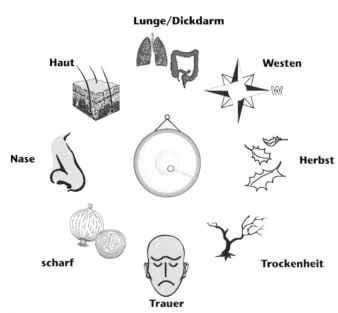

∎ Abb. 1: Die Wandlungsphase Metall und ihre Entsprechungen. [4]

▶ Zum anderen geschieht dies durch das größtes Kontaktorgan, die **Haut**, die den Menschen wie eine Membran nach außen abgrenzt, gleichzeitig aber auch durchlässig sein muss, damit der Mensch sich ständig veränderten Umweltbedingungen anpassen kann.

Die oberen Atemwege und die **Nase als äußerste Öffnung** des Lungensystems sind – wie auch der Dickdarm als das gekoppelte Organ – mit immunkompetenten Schleimhäuten ausgekleidet. Die Lunge steht somit an vorderster Front bei der **Abwehr** äußerer pathogener Faktoren. In der TCM heißt es deshalb: „Die Lunge kontrolliert das Abwehr-*Wei-Qi*."

Auf der **Bewusstseinsebene** geht es in diesem Funktionskreis um die Themen **Abschied, Verlust** und **Loslassen,** die gemeinsam für die Jahres- und Lebensphase des **Herbstes** stehen: Alles im Leben hat seine Zeit, alles was kommt, wird unweigerlich auch wieder gehen, und in jedem Verlust steckt ein kleiner Teil des großen Abschiedes, des Todes. Dies anzuerkennen, im Abschied auch den (Wieder-)Anfang zu sehen und mit den **Rhythmen** des Lebens zu schwingen, dazu befähigt uns die Energie der Lunge.

Außerdem präsentiert sie sich im Spannungsverhältnis von Durchlässigkeit und Grenze als **„Hüterin der Integrität"** (nach Platsch⑬): „Wen und was lasse ich wirklich an mich ran?" Oder: „Hat jemand ein dickes Fell, oder ist er eher dünnhäutig?"

Beziehungen der Lunge zu anderen Funktionskreisen

Lunge und Niere: Die Lunge senkt das Qi nach unten zur Niere ab, welche wiederum die Lunge aktiviert und erwärmt. → Unterscheidung von Atemstörungen: Das Einatmen ist eine Funktion der Niere, die das Qi empfangen muss, das Ausatmen gehört zur Lunge.

Leber und Lunge: Die Lunge regiert das Qi des Körpers, die Leber sorgt für dessen harmonischen Fluss. Eine Leber-Qi-Stagnation (s. S. 36/37) kann auch die Lunge beeinträchtigen und zu Atemstörungen führen.

Lunge und Milz: siehe Wandlungsphase Erde (s. S. 40/41).

Lunge und Herz: siehe Wandlungsphase Feuer (s. S. 38/39).

Analogien der Lunge

▌ Tab. 1 zeigt, dass sich auch westliche Analogiemodelle mit den Erkenntnissen der TCM in Einklang bringen lassen, und ermöglicht ein tieferes Verständnis für das Energiemuster des Lungen-Funktionskreises.

Leitsymptome und Krankheitsbilder

Die Lunge bildet mit der Haut die äußerste Schicht unseres Körpers und ist deshalb klimatischen Einflüssen, v. a. Wind, Kälte und **Trockenheit,** direkt ausgesetzt. **Fieberhafte Erkältungskrankheiten** zeugen von einem Kampf der körpereigenen Abwehrkräfte mit diesen pathogenen Faktoren. Des Weiteren weisen folgende Beschwerdebilder und die in ▌ Tab. 2 aufgelisteten Symptome auf eine Beteiligung der Lunge hin:

▶ **Krankheiten des gesamten Respirationstraktes** wie Husten, Bronchitis und Asthma sowie Sinusitis und Rhinitis (auch allergisch)
▶ **Hauterkrankungen, Atopien** und Störungen der Schweißsekretion
▶ Abwehrschwäche, Infektneigung

Auf psychoemotionaler Ebene finden sich **Traurigkeit und Resignation,** aber auch **Gefühllosigkeit** oder ein gestörtes Körperempfinden als Zeichen einer Lungendisharmonie.

Wichtige Akupunkturpunkte

Lu7 Verbindungspunkt zur Dickdarm-LB, **Lu9** Quellpunkt der Lunge, **Di4** gegen pathogene Faktoren, **Di11** bei Entzündungen/Fieber, **Bl13** *Shu*-Punkt

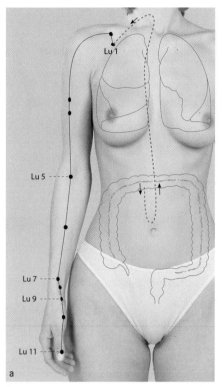

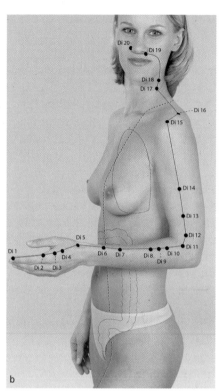

▌ Abb. 2: Die Leitbahnen von Lunge (a) und Dickdarm (b) im Überblick. Die gestrichelten Linien deuten die sog. inneren Leitbahnverläufe an. [3]

Funktionen des **Respirationssystems**		TCM
Haut, Schleimhäute, Oberflächengewebe		TCM
Traurigkeit, Verlorenheit, Resignation		TCM
Erspüren, „Wittern", Geruchssinn		TCM
Intuition, Inspiration, Kreativität		Jung
Spirituelle Begegnungen und Erfahrungen		Jung
Wundsein der Seele, Läuterung		Paracelsus
Transpersonal, Eingliederung in das Mosaik des Ganzen		Individuationsstufe
Sanguinisches Temperament		Hippokrates
Botschaft des Schmerzes		Schmerzerleben

▌ Tab. 1: Analogien der Lunge in anderweitigen Bezugssystemen vor transkulturellem Hintergrund. ❾

Organ	Befund	Mögliches Syndrom
Nase	Niesen, wässriges Sekret, Frösteln	Wind bzw. Kälte der Lunge
	Gelb-schleimiges Sekret mit Fieber, Durst, Halsschmerz	Wind bzw. Hitze der Lunge
	Hypo- oder Anosmie; verstopfte Nase	Lungen-Qi-Mangel
Stimme	Leise, schwach	Lungen-Qi-Mangel
Hals	Schmerzen + Entzündung	Hitze in der Lungenleitbahn

▌ Tab. 2: Weitere wichtige Symptome der Lunge.

der Lunge, **Bl42** (äußerer Bl-Ast auf Höhe von Bl13) bei Trauer, **Ren17** reguliert das Atem-Qi, **Lu1** *Mu*-Punkt der Lunge.

Zusammenfassung

✖ Kontakt, Durchlässigkeit und „Loslassenkönnen" sind Schlüsselbegriffe des Funktionskreises Lunge.

✖ Die Hauptsymptome sind Erkrankungen des Respirationssystems, fieberhafte Erkältungen und Hauterkrankungen.

✖ Der Therapieerfolg kann auch unterstützt werden durch Psychotherapie, z. B. Trauerarbeit oder Rituale, spirituelle Begleitung und Qigong (Verbindung von Atemtherapie und Körperwahrnehmung).

Die Wandlungsphase Wasser

Der Funktionskreis Niere/Blase

Die Niere (Yin-Organ) und ihr Partner Blase (Yang-Organ) repräsentieren die **Wandlungsphase Wasser** im menschlichen Organismus (▌ Abb. 1). Das Wasser steht im System der Wandlungsphasen manchmal an erster, manchmal aber auch an letzter Stelle: Es symbolisiert somit Anfang und Ende, Geburt und Tod. Die zugehörigen Leitbahnen sind in ▌ Abb. 3 dargestellt.

Funktionen der Niere

Die Niere ist die **Wurzel des Lebens**, ihre Funktionen sind essentiell. Sie birgt eine angeborene Urenergie (Essenz-*Jing*, für uns besser verständlich als Konstitution oder Erbgut), die zeitlebens wie eine Batterie unsere Vitalität bestimmt (▌ Abb. 2). Das „System Niere" dient zudem der Lebens- und Arterhaltung. Es befähigt zur geistigen und körperlichen Entwicklung, kontrolliert die **Sexualfunktionen** und die Reproduktionsorgane und bestimmt das Altern.

Außerdem hat die Niere eine wichtige Position im **Flüssigkeitshaushalt**: Sie sammelt das Wasser, v. a. aus der unteren Körperhälfte, und scheidet „trübe" und überschüssige Flüssigkeiten über die Harnblase aus.

Der Bezug zu den **knöchernen Körperstrukturen,** inkl. der Zähne, verdeutlicht die körperliche Ebene der Niereneigenschaft des „Halt-Gebens".

Übertragen auf die Psyche spiegeln sich hier **Vertrauen** – frühkindlich erfahren als Wärme – und Selbstsicherheit wider. Diese Erfahrungen befähigen uns, unseren persönlichen Lebensweg, trotz mancher Widrigkeiten, mit Konsequenz und **Durchhaltewillen** zu bestreiten.

Beziehung der Niere zu anderen Funktionskreisen

Herz und Niere repräsentieren **elementare Gegensätze:** Feuer ↔ Wasser, Oben ↔ Unten; Geist-*Shen* ↔ Körper (Essenz-*Jing*). Eine harmonische Kommunikation der beiden ist deshalb sehr wichtig, wie auch die Redewendung „auf Herz und Nieren geprüft" zeigt.

Die **Milz** als Quelle von nachgeburtlicher, erworbener Energie und die **Niere** als Quelle von vorgeburtlicher, vererbter Energie ernähren und ergänzen sich gegenseitig: Die Milzfunktionen sind von der wärmenden und antreibenden Aktivität des Nieren-Yang abhängig. Umgekehrt nährt die Milz die Nieren-Essenz-*Jing*.

Niere und Lunge: siehe Wandlungsphase Metall (S. 32/33).

Niere und Leber: siehe Wandlungsphase Holz (S. 36/37).

Analogien der Niere

▌ Tab. 1 zeigt, dass sich auch westliche Analogiemodelle mit den Erkenntnissen der TCM in Einklang bringen lassen, und ermöglicht ein tieferes Verständnis für das Energiemuster des Nieren-Funktionskreises.

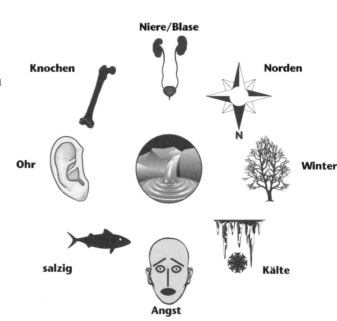

▌ Abb. 1: Die Wandlungsphase Wasser und ihre Entsprechungen. [4]

Leitsymptome und Krankheitsbilder

Wenn uns etwas „an die Nieren" geht, dann trifft uns das sprichwörtlich tief: Es geht „ans Eingemachte". So verwundert nicht, dass Erkrankungen dieses Funktionskreises oft chronischer Natur sind, mit physischer Erschöpfung einhergehen und leicht auch andere Organsysteme beeinflussen. Folgende Beschwerdebilder und die in ▌ Tab. 2 aufgelisteten Symptome weisen auf eine Beteiligung des Funktionskreises Niere hin:

▶ Erkrankungen des gesamten **Urogenitaltraktes,** Fruchtbarkeits- und Sexualstörungen sowie Dysfunktionen der Kontinenzorgane

▶ Beschwerden und **Schmerzen der Wirbelsäule und der Knie**

▶ Erkrankungen der **Ohren**, inkl. des Gleichgewichtsorgans, Hörverlust und Innenohrhörstörungen

▶ Entwicklungsverzögerungen, **Gedächtnisprobleme** und Symptome vorzeitigen Alterns als Ausdruck einer Störung der Essenz-*Jing*

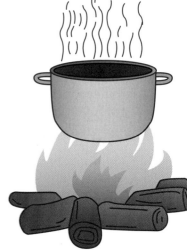

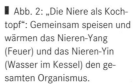

▌ Abb. 2: „Die Niere als Kochtopf": Gemeinsam speisen und wärmen das Nieren-Yang (Feuer) und das Nieren-Yin (Wasser im Kessel) den gesamten Organismus.

Auf der psychoemotionalen Ebene geht es im Funktionskreis Niere um **existentielle Ängste,** aufgeworfen durch tiefe Sinnfragen wie z. B. „Wer bin ich?" oder „Was bleibt?". Oft spiegeln sich darin auch **alte seelische Verletzungen** oder tiefe Verunsicherung, die sich in Form von Willensschwäche bemerkbar macht.

Präventiv-therapeutische Erwägungen

Die Niere besitzt eine sehr **enge Beziehung zum Leib** („beseelter Körper") und verlangt die Verwirklichung vitaler Bedürfnisse: Das Leben will in seiner

Unterleibsfunktionen, Sexualität	TCM
Knochen, Skelett, Hartstruktur	TCM
Orientierung über das **Horchen**	TCM
Angst, Sicherheitsbedürfnis	TCM
Endosomatisches Empfinden, leibliche Wahrnehmung	Jung
Grundbedürfnisse des Leibes, inkl. Trieb	Jung
Vorgegebenes, Konstitution, Naturhaftes	Paracelsus
Es-Sich	Individuationsstufe
Phlegmatisches Temperament	Hippokrates
Sensorisch-diskriminativ	Schmerzerleben
Vergangenheit, Vorgegebenes	Zeitbezug

❚ Tab. 1: Analogien der Niere in anderweitigen Bezugssystemen auf transkulturellem Hintergrund. ⑨

Organ	Befund	Mögliche Syndrome
Haare	Vorzeitiges Ergrauen (Funktion)	Nieren-Yang-Mangel
	Vorzeitiger Haarausfall (Struktur)	Nieren-Yin-Mangel
Füße	Chronisch kalt, bei warmen Händen	Nieren-Yang-Mangel
Urin	Reichlich und blass	Kälte (Nieren-Yang-Mangel)
	Dunkel, spärlich, mit Brennen	Hitze (Nieren-Yin-Mangel)
Zähne	Strukturschwäche, vorzeitiges Ausfallen	Nieren-Essenz-Mangel
Allgemein	Ständiges Frösteln, Aversion gegen Kälte	Nieren-Yang-Mangel

❚ Tab. 2: Weitere wichtige Symptome der Niere.

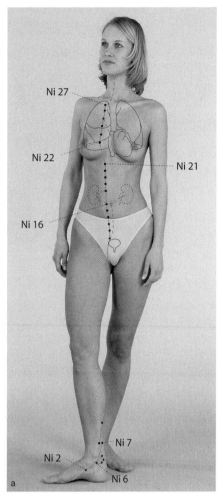

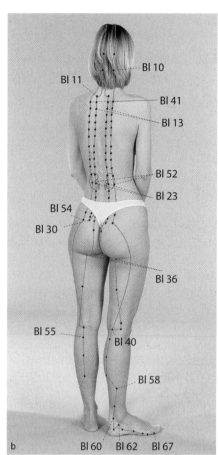

❚ Abb. 3: Die Leitbahnen von Niere (a) und Blase (b) im Überblick. Die gestrichelten Linien deuten die sog. inneren Leitbahnverläufe an. [3]

ganzen Fülle gelebt sein! Den eigenen Körper mit all seinen Schwächen und Behinderungen und **das eigene Sein bejahen,** leibliche Signale wieder hören und verstehen lernen – dies sind (Therapie-)Themen, die zu einer Heilung im Nierenbereich beitragen.

Die Niere reagiert **besonders empfindlich auf Kälte** und freut sich deshalb über Wärme – nicht nur durch das Abbrennen von Moxa-Kraut über Akupunkturpunkten, sondern auch in Form

einer liebevollen und annehmenden Zuwendung von Seiten des Therapeuten!

Wichtige Akupunkturpunkte

Ni3 stärkt Nieren-Yin und -Yang, **Ni6** für das Nieren-Yin, **Bl23** *Shu*-Punkt der Niere, **Bl40** unterer Rücken (LWK), **Bl60** Fernwirkung auf die HWS, **Du4** zur Stärkung des Nieren-Yang, **Gb25** Alarm-*Mu*-Punkt der Niere.

Zusammenfassung

✖ „Halt-Geben", Struktur und Leiblichkeit sind Schlüsselbegriffe des Funktionskreises Niere.

✖ Die körperlichen Hauptsymptome sind Rückenschmerzen, Unterleibsprobleme und Kälte-Zeichen.

✖ Körperorientierte Therapieformen, vertrauensbildende Maßnahmen und Geduld sind hier therapeutisch von großem zusätzlichem Wert.

Die Wandlungsphase Holz

Der Funktionskreis Leber/Gallenblase

Die Leber (Yin-Organ) und ihr Partner Gallenblase (Yang-Organ) repräsentieren die **Wandlungsphase Holz** (❚ Abb. 1) auf der körperlichen Ebene. Sie bilden das Organsystem, das den Menschen als Individuum in der Welt aktiv und koordiniert handeln lässt. Sinnbildlich wird die Leber durch den **Bambus** dargestellt: Kraft, Wachstum und Dynamik, aber auch Flexibilität und Anpassungsfähigkeit sind Eigenschaften, die für diesen Funktionskreis stehen. Die zugehörigen Leitbahnen sind in ❚ Abb. 3 dargestellt.

Funktionen der Leber

Die Leber – als Beweger bezeichnet – sorgt für einen freien, **harmonischen Fluss von Qi, Blut, Emotionen** und **Galle** im gesamten Organismus. Sie kontrolliert somit auch den Qi-Fluss der anderen Organe und ist für einen reibungslosen Ablauf der Körperfunktionen zuständig.
Sie reguliert die Kraftentfaltung und koordiniert das Zusammenspiel von **Muskeln und Sehnen.**
Die Leber speichert und verteilt das **Blut-*Xue:*** Hierdurch wird die Menstruation gesteuert, außerdem ernährt das Blut Nägel, Haare und Sehnen.
Die Emotion der Leber ist die **Wut.** Hier ist allerdings die Wut als natürlicher, nützlicher Impuls gemeint im Sinne von „etwas stimmt nicht", also muss es geändert werden. Zu viel Wut und die Unterdrückung jeder Art von Gefühlen schaden der Leber (s. u.).
Auf der **Bewusstseinsebene** steht die Leber für die Erfahrung und die gesunde Entfaltung des individuellen Ichs (Ego) und dessen Interaktion mit der Außenwelt. Sie befähigt zu umsichtiger Planung, sie ermöglicht die richtige Einschätzung und den intelligenten Einsatz der eigenen Kräfte zum rechten Zeitpunkt (Timing).
Weitere Bedeutungen und Analogien der Leber sind in ❚ Tab. 1 aufgeführt.

Beziehung der Leber zu anderen Funktionskreisen

Leber und Niere haben eine enge Verbindung auf der strukturellen Ebene (Yin). Deshalb treten Nieren-Yin-Mangel und Leber-Yin/Blut-Mangel häufig kombiniert auf.

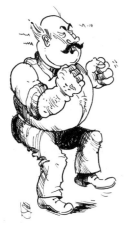

❚ Abb. 2: Entladung der Leber-Qi-Stagnation im Wutausbruch: roter Kopf, gespannte Muskulatur, geballte Fäuste als Maximalvariante des „Lebertyps". [3]

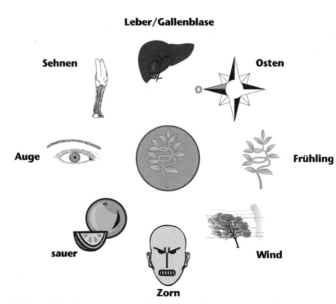

❚ Abb. 1: Die Wandlungsphase Holz und ihre Entsprechungen. [4]

Leber und Herz haben eine enge Verbindung auf der Blutebene (s. S. 10/11) und durch ihre psychischen Funktionen (das Herz als „Ursprung", die Leber als „Meister" der Emotionen).
Leber und Lunge: siehe Wandlungsphase Metall (S. 32/33)
Leber und Milz: siehe Wandlungsphase Erde (S. 40/41)

Leitsymptome und Krankheitsbilder

Eine sehr häufige Pathologie ist die **Leber-Qi-Stagnation:** Die nicht frei fließende Energie drängt nach oben und erzeugt dabei oft Hitze-Symptome („aufsteigendes Leber-Yang"). Typische Zeichen (❚ Abb. 2) hierfür sind: anfallsartige Kopfschmerzen und **Migräne;** muskuläre **Verspannungen** (v. a. im Schulter-Nacken-Bereich), Kloßgefühl im Hals, Scheitelkopfschmerz, hochroter Kopf, rote und **tränende Augen,** Spannungsgefühl am Rippenbogen, hypochondrische Enge und **Stimmungslabilität.**

Des Weiteren weisen folgende Beschwerdebilder und die in ❚ Tab. 2 aufgelisteten Symptome auf eine Beteiligung der Leber hin:

Feinsteuerung der **Motorik,** auch visuell	TCM
Sehvermögen, Abstandsermessen	TCM
Zorn, **Wut, Ärger;** Reaktion auf Reize	TCM
Fühlen, Affekte	Jung
Eroberung von Selbstwertgefühl und Autonomie	Jung
Freie Entfaltung unter wechselnden Bedingungen	Paracelsus
Ich-Behauptung, Egokräfte	Individuationsstufe
Cholerisches Temperament	Hippokrates
Affektiv-motivational	Schmerzerleben
Aktuelle Situation (Augenblick)	Zeitbezug

❚ Tab. 1: Analogien der Leber in anderweitigen Bezugssystemen auf transkulturellem Hintergrund. ❾

▶ Beschwerden mit „**Wind-Charakter**" (wechselnde Lokalisation oder Intensität; plötzliches Kommen und Gehen) weisen auf eine Leberpathologie hin. Beispiele hierfür sind **Allergien, Hypertonus,** einschießende Schmerzen und Spasmen.

▶ **Schwindel, Hypomenorrhö** und **Sehstörungen** können auf eine mangelnde Versorgung mit Blut-*Xue* durch die Leber zurückzuführen sein.

▶ Viele Formen der **Dysmenorrhö** haben ihre Ursache entweder in einer Stagnation von Qi oder Blut oder in einem Mangel an Blut. In beiden Fällen ist die Leber beteiligt.

Auf der **psychoemotionalen Ebene** lassen sich Störungen der Leber an folgenden Eigenschaften erkennen:

▶ Mangelnde Konfliktfähigkeit und die Unfähigkeit, Grenzen zu setzen oder zu respektieren: „**Nicht-Nein-sagen-Können**", übergriffiges Verhalten

▶ **Unbewusster Umgang mit Gefühlen,** die v. a. bei Wut und Ärger nicht ausgedrückt und gelebt, sondern „geschluckt" werden. Dies führt zu emotionaler Spannung, die sich irgendwann entlädt **(Wutausbruch)** oder psychosomatische Symptome erzeugt.

▶ Kontrollzwang, sich unter Druck gesetzt fühlen, unter Spannung stehen

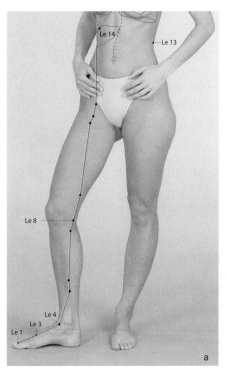

Abb. 3: Die Leitbahnen von Leber (a) und Gallenblase (b) im Überblick. Die gestrichelten Linien deuten die sog. inneren Leitbahnverläufe an. [3]

▶ **Mutlosigkeit, wenig Lebensfreude** und fehlende Entschlossenheit, anstehende Aufgaben konsequent anzugehen und auch zu Ende zu bringen (spezielle Eigenschaften der Gallenblase)

Präventiv-therapeutische Erwägungen

Der Alltag in unserem Kulturkreis – oft geprägt von Erfolgsdruck und Hektik – setzt die Leber ganz schön unter Druck. Ein natürliches, körperliches **Ventil** für diese Anspannung ist **aktive Bewegung,** z. B. durch sportliche Betätigung.

Gleichzeitig kann eine Kultivierung von **Entspannungstechniken** helfen, die eigenen Gefühle und Impulse klarer zu erkennen und zu verstehen.

Wichtige Akupunkturpunkte

Le3 als Hauptpunkt bei Qi-Stagnation, **Gb34** als Meisterpunkt der Muskeln und Sehnen, **Le8** zur Stärkung des Blut-*Xue*, **Gb20** gegen Wind, **Bl18** und **Bl19** (*Shu*-Punkte von Leber und Gallenblase), **Le14** *Mu*-Punkt der Leber, **LG20** wirkt allgemein entspannend.

Organ	Befund	Mögliche Syndrome
Nägel	Brüchig, trocken, splitternd	Leber-Blut- bzw. -Yin-Mangel
Zunge	Gespannte, belagfreie Zungenränder	Leber-Qi-Stagnation
Puls	Saitenförmig, v. a. links	Leber-Qi-Stagnation
Kopf	Scheitelkopfschmerz	Aufsteigendes Leber-Yang
Verdauung	Wechsel von Obstipation und Verstopfung	Leber-Qi-Stagnation
Stimme	Seufzen	Leber-Qi-Stagnation
Allgemein	Wetterfühligkeit, Abneigung gegen Wind	Leber-Disharmonie

Tab. 2: Weitere wichtige Symptome der Leber.

Zusammenfassung

✖ Die Leber sorgt für freien Fluss auf vielen Ebenen: Qi, Blut, Bewegung, Emotionen.

✖ Die Hauptsymptome sind (Ver-)Spannungszustände aller Art, Wind-Erkrankungen, Menstruationsbeschwerden sowie Muskel- und Sehnenerkrankungen.

✖ Häufig sind psychosomatische Zusammenhänge und gutes Ansprechen auf Akupunktur in Kombination mit Entspannungstechniken und Bewegung zu beobachten.

Die Wandlungsphase Feuer

Der Funktionskreis Herz/Dünndarm

Die **Wandlungsphase Feuer** (■ Abb. 1) nimmt eine besondere Position im Kreis der fünf Wandlungsphasen ein, da ihr **zwei Funktionskreise** zugeordnet sind, nämlich Herz/Dünndarm und Perikard/3Erwärmer. Die Leitbahnen von Herz und Dünndarm sind in ■ Abb. 3 dargestellt.

> Die „westlichen" Herzfunktionen wie Pumpleistung und Koronarversorgung werden vom Funktionskreis Perikard kontrolliert. Der Funktionskreis Herz steht mehr für Geistes- und Bewusstseinsdimensionen des Menschen.

Der Funktionskreis Perikard/3Erwärmer

Der Herzbeutel **(Perikard)** wird oft als sechstes Yin-Organ bezeichnet und stellt die äußere, schützende Schicht des Herzens dar. Seine Funktionen sind von denen des Herzens kaum zu trennen.

Der **3Erwärmer (3E)**, das sechste Yang-Organ, ein Organ, das „einen Namen, aber keine Form" *(Huang Di Nei Jing)* hat, kontrolliert den Wasserhaushalt. Außerdem dient er zur Unterteilung des Körpers in drei Etagen: oberer 3E = Herz und Lunge = „Dunst", mittlerer 3E = Leber und Milz = „Schaum" und unterer 3E = Niere = „Sumpf" (■ Abb. 2, S. 10/11).

Eigenschaften des Herzens

Im Vergleich zu den anderen Funktionskreisen sind die Aufgaben des Herzens von subtilerer Natur. Es geht nicht so sehr um das Tun oder um die Funktion, als vielmehr um das Sein. Seine Position im Reigen der Funktionskreise ähnelt der des **gottgleichen Herrschers, der die anderen Organe kontrolliert.** ■ Abb. 2 soll versuchen, die Beziehungen der verschiedenen Organsysteme und die Sonderstellung des Herzens bildlich darzustellen.

Das Herz beherbergt den *Shen* (oft übersetzt als Geist). Es dient als körperliche Heimat unseres geistigen, emotionalen, intellektuellen und spirituellen Potentials – kurz gesagt des gesamten Bewusstseinsspektrums – und ist somit Ausdruck menschlicher Individualität. Die materielle Grundlage für den *Shen* (immateriell, Yang, ■ Abb. 4, S. 8/9) stellt das Herz-Blut (Yin) dar. Außerdem **reguliert das Herz den Fluss des Bluts** und ist so verantwortlich für einen gleich- und regelmäßigen Puls.

Auch in der dem Herzen zugeordneten **Emotion,** der **Freude,** zeigt sich dessen außergewöhnliche Rolle: Findet man bei allen anderen Gemütsregungen wie Angst, Ärger etc. auch pathologische Ausmaße, so wird man hier auf eine Dimension verwiesen, die jenseits der Dualität zu existieren scheint. Somit stellt das Herz sowohl unseren menschlichsten Kern dar, gleichzeitig aber auch den Ort, an dem wir Zugang zu etwas haben, das über unser bloßes Menschsein hinausgeht: die Schnittstelle zu dem, was unbenennbar ist.

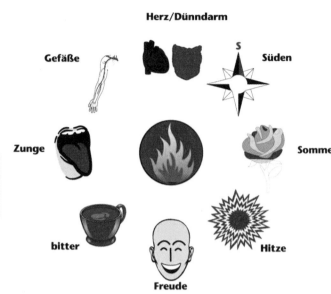

■ Abb. 1: Die Wandlungsphase Feuer und ihre Entsprechungen. [4]

Beziehungen des Herzens zu anderen Funktionskreisen

Herz und Milz: Die Milz ist die Grundlage für die **Blutbildung.** Außerdem kann es bei Milz-Schwäche auch zu Schleimansammlung im Bereich des Herzens kommen.

Herz und Lunge bilden die beiden Organe des oberen 3Erwärmers und sind beide von dynamischem Charakter. Die Lunge regiert das Qi, das Herz bewegt das Blut.

Herz und Niere: siehe Wandlungsphase Wasser (S. 34/35).

Herz und Leber: siehe Wandlungsphase Holz (S. 36/37).

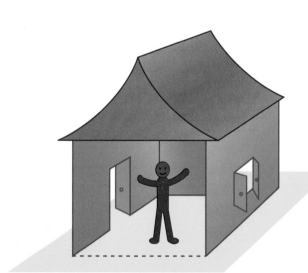

■ Abb. 2: Die fünf Wandlungsphasen, dargestellt als Haus. Die Milz (gelb) ist dabei der Boden, auf dem das Haus steht. Die Nieren (blau) sind die Grundmauern, die dem ganzen Bau Halt und Stabilität geben. Fenster und Türen symbolisieren die Leber, die für den Austausch mit der Außenwelt sorgt. Das Dach, leicht gebaut und flexibel, steht für das zarte Organ der Lunge. Aber erst das Herz – dargestellt durch den Menschen – erfüllt das ganze Haus mit lebendigem Bewusstsein.

▌ Abb. 3: Die Leitbahnen von Herz (a) und Dünndarm (b) im Überblick. Die gestrichelten Linien deuten die sog. inneren Leitbahnverläufe an. [3]

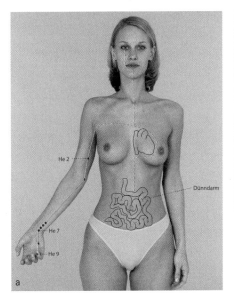
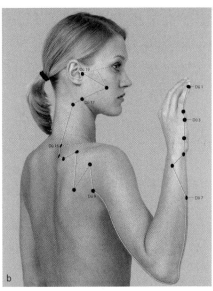

Analogien des Herzens

▌ Tab. 1 zeigt, dass sich auch westliche Analogiemodelle mit den Erkenntnissen der TCM in Einklang bringen lassen, und ermöglicht ein tieferes Verständnis für das Energiemuster des Herz-Funktionskreises.

Leitsymptome und Krankheitsbilder

Palpitationen und **funktionelle Herzbeschwerden,** wie auch Herzneurosen, sind eindeutige Hinweise auf Störungen dieses Funktionskreises. Natürlich spielt die blutbewegende Funktion des Herzens auch bei organischen **Herz- und Gefäßerkrankungen** eine Rolle. Die Komplexität der Entstehungsmechanismen erfordert jedoch immer eine ausführliche Diagnostik.

Durch die oben beschriebene enge Verbindung führt eine Schwächung des Herzens meist zu **Pathologien des Geist-*Shen.*** Hierzu gehören:

▶ **Störungen der Sprache** wie Stottern und „Poltern", aber auch inkohärente oder zusammenhangslose Rede
▶ Bewusstseinsverlust, **Manie** oder andere psychiatrische Erkrankungen als Extremvariante einer *Shen*-Störung
▶ Nervosität, **Konzentrations- und Gedächtnisstörungen**

Da das Herz der **Ursprung der Emotionen** ist, wird es bei der Behandlung von psychosomatischen und emotionalen Störungen einbezogen. Die in ▌ Tab. 2 aufgelisteten Symptome liefern weitere wichtige Hinweise auf Störungen des Herz-Funktionskreises.

Präventiv-therapeutische Erwägungen

Dieser Funktionskreis kann Ärzte und Behandler daran erinnern, „Herzensqualitäten" in die tägliche Praxis einfließen zu lassen. Dies kann geschehen, indem man jeden Patienten als unverwechselbares und kostbares Wesen würdigt oder Beziehungen zu anderen und zu sich selbst liebevoll führt. Wer so sein eigenes Herz rein hält, schafft eine innere Umgebung, die die Erfahrung von Raum und Stille zulässt. In diesem Herzensraum schwingt erfrischendes und heilsames Potential.

„Organ"	Befund	Mögliche Syndrome
Schwitzen	Spontanschweiß	(Herz-)Qi-Mangel
	Nachtschweiß	Herz-Yin-Mangel
Gesichtsfarbe	Blass und glanzlos	Herz-Blut-Mangel
	Violett	Herz-Blut-Stase
Zunge	Entzündungen, Geschwüre	Herz-Yin-Mangel (→ Hitze)
Schlaf	Schlaflosigkeit, exzessives Träumen	Herz-Blut-Mangel

▌ Tab. 2: Weitere wichtige Symptome des Herzens.

Wichtige Akupunkturpunkte

He7 Quell-Punkt des Herzens, **Pe6** beruhigt den Geist-*Shen,* **He9** als Notfallpunkt, **Bl17** zur Unterstützung des Herz-Blutes, **Bl14** und **Bl15** (*Shu*-Punkte von Herz und Perikard), **Ren14** und **Ren17** (*Mu*-Punkte von Herz und Perikard), **Punkte des äußeren Blasen-Astes** harmonisieren die einzelnen Aspekte des *Shen.*

Funktionen des **Bluts bzw. des Kreislaufsystems**	TCM
Freude, innere Harmonie	TCM
Sprache, Sichmitteilen	TCM
Conjunctio	Jung
Ens Dei, das aus einer anderen Dimension Kommende	Paracelsus
Quinta Essentia (ab Mittelalter)	Hippokratische Medizin

▌ Tab. 1: Analogien des Herzens in anderweitigen Bezugssystemen auf transkulturellem Hintergrund. ❾

Zusammenfassung

✖ Das Herz beherbergt den Geist-*Shen.* Mit klarem *Shen* ist man in der Lage, zur rechten Zeit am rechten Ort das Rechte zu tun.

✖ Bewusstseinsstörungen, Sprach- und Konzentrationsprobleme sowie Palpitationen weisen auf eine Störung im Herz-Funktionskreis hin.

✖ Alle Emotionen haben ihren Ursprung im Herzen.

Die Wandlungsphase Erde

Der Funktionskreis Milz/Magen

Die **Wandlungsphase Erde** (❚ Abb. 1) wird auf der körperlichen Ebene durch die Organsysteme **Milz** (Yin-Organ) und **Magen** (Yang-Organ) repräsentiert, deren Aufgaben sehr eng miteinander verbunden sind. Die synonym gebrauchte Bezeichnung „**Mitte**" weist auf die zentrale Stellung dieser Organsysteme hin. Es sei hier noch erwähnt, dass der Funktionskreis Milz auch das Pankreas beinhaltet, was den westlichen Medizinern den engen Zusammenhang dieses Systems mit der **Verdauung** verständlicher macht. Die zugehörigen Leitbahnen sind in ❚ Abb. 3 dargestellt.

Funktionen der Milz

Milz und Magen sind für eine **kompetente Verarbeitung** aufgenommener Substanzen zuständig. Dies gilt sowohl für die Aufnahme, Aufbereitung und Verteilung von Lebensmitteln als auch für das gesunde Verarbeiten von gedanklichen und seelischen Eindrücken. Auch in der **Bereitstellung von Qi und Blut** für den gesamten Organismus kommt der Milz eine übergeordnete Rolle zu, da sie für diese Aufgaben die nötigen Nährstoffe aufschlüsselt und Energie bereitstellt. Auf der Bewusstseinsebene korreliert das Milz-System mit dem **analytischen Denken**: Eine gut funktionierende Milz lässt uns neue Informationen schnell verstehen und einordnen. Übermäßige Denkanstrengungen beeinträchtigen umgekehrt aber auch die Funktion der Milz.

Beziehung der Milz zu anderen Funktionskreisen

Die Beziehung von **Leber und Milz** ist sehr eng und klinisch oft gestört! Ist die Leber nicht in der Lage, für einen harmonischen Qi-Fluss zu sorgen, wird sehr häufig auch die Milzfunktion beeinträchtigt → Syndrom „Leber attackiert die Milz" mit den Zeichen einer Milzschwäche und zusätzlichen Lebersymptomen (s. S. 36/37).
Milz und Lunge stehen durch ihre Funktionen bei der **Qi-Bildung** in engem Kontakt. Ist ihre komplexe Beziehung gestört, kommt es zu mangelnder Zirkulation und Ansammlung von Flüssigkeit.
Milz und Niere: siehe Wandlungsphase Wasser (S. 34/35).
Milz und Herz: siehe Wandlungsphase Feuer (S. 38/39).

Analogien der Milz

❚ Tab. 1 zeigt, dass sich auch westliche Analogiemodelle mit den Erkenntnissen der TCM in Einklang bringen lassen, und ermöglicht ein tieferes Verständnis für das Energiemuster des Milz-Funktionskreises.

Leitsymptome und Krankheitsbilder

Die folgende Beschwerdebilder und die in ❚ Tab. 2 aufgelisteten Symptome wiesen auf eine Beteiligung der Milz hin (❚ Abb. 2):

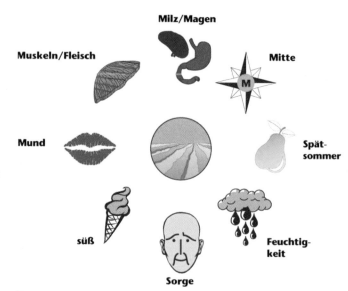

❚ Abb. 1: Die Wandlungsphase Erde und ihre Entsprechungen. [4]

❙ Bei der **Verdauung** deuten Durchfall, Übelkeit, Reizdarmsymptomatik und andere, oft vegetative, Störungen auf eine Schwäche der Milz hin. Erbrechen, Aufstoßen und gastrale Schmerzen sind Symptome des Magens.
❙ **Kalte Hände und Füße** zeigen, dass die Milz nicht in der Lage ist, genug Qi für den ganzen Körper bereitzustellen.
❙ Allgemeine **Bindegewebsschwäche, Flüssigkeitsretention** im Gewebe sowie jegliche Art von **Schleim** (s. S. 26/27) sind auf eine gestörte Transformationsleistung der Milz zurückzuführen. In diesem Zusammenhang sind auch Lymphstauungen und damit eine **Infektneigung** zu erwähnen.
❙ Außerdem spielt die Milz eine wichtige Rolle bei der Therapie vieler Formen von **Menstruationsstörungen.**

Auf der **psychoemotionalen** Ebene lässt sich ein nicht gut funktionierendes Milzsystem an folgenden Symptomen erkennen:

❙ Probleme, „in Schwung zu kommen": **Trägheit,** Müdigkeit und Antriebslosigkeit
❙ **Grübeln** im Sinne von immer wiederkehrenden Gedankenmustern, die in sich selbst stecken bleiben und nur selten zu Handlungen führen
❙ **Sorgenvolle Gedanken,** vor allem zukünftige Ereignisse betreffend

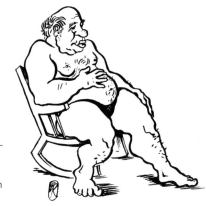

❚ Abb. 2: Pathologischer Milztyp: Teigiges, verschlacktes Bindegewebe, Trägheit und orale Fixierung sollen die „schwache Mitte" bildlich verdeutlichen. [3]

Funktionen des **Verdauungs-systems**	TCM
„Fleisch", **Bindegewebe**, Matrix, Interzellulärsubstanz	TCM
Grübeln, Sich-Gedanken-Machen, Sinnieren	TCM
Erfassen, Berühren, Erkennen durch **Mund und Lippen**	TCM
Ratio, logisches Folgern, Denken, Planen	Jung
Disziplin, Vernunft, Pflichtgefühl	Jung
Fremdbezug, Konfrontation mit dem Andersartigen	Paracelsus
Ich/Du, Partnerschaftsfähigkeit	Individuations-stufe
Melancholisches Temperament	Hippokrates
Kognitiv-evaluativ	Schmerzerleben
Zukunft, „Vor-Stellungen"	Zeitbezug

▌ Tab. 1: Analogien der Milz in anderweitigen Bezugssystemen auf transkulturellem Hintergrund. ⑨

Präventiv-therapeutische Erwägungen

Die heutige westliche Gesellschaft ist in vieler Hinsicht durch Reichtum, wenn nicht sogar durch Überfluss geprägt. Dieses Überangebot, sowohl auf materieller als auch auf informativer Ebene, z. B. durch Fernsehen und Internet, bringt die **Integrationsfähigkeit** der Milz oft an ihre Grenzen. Die „schwache Mitte" ist somit fast so etwas wie eine Zivilisationskrankheit. Achtsamkeit

Organ	Befund	Mögliches Syndrom
Zunge	**Zahneindrücke** an den Zungenrändern (▌ Abb. 3a, S. 29)	Milz-Qi-Mangel
	Weißer, feuchter, schmieriger Zungenbelag	Feuchte-Kälte der Milz
Nägel	Dellen in den Nägeln	Milz-Qi-Mangel
Puls	Schlüpfriger Puls, vor allem an der Milz-Tast-stelle	Allg. Milz-Schwäche
Appetit	Vermindert mit Müdig-keit, Diarrhö, Blähungen	Milz-Qi-Mangel
	Heißhunger auf Süßes	Milz-Qi-Mangel
	Kalte Speisen und Getränke werden nicht vertragen	Milz-Yang-Mangel

▌ Tab. 2: Weitere wichtige Symptome der Milz

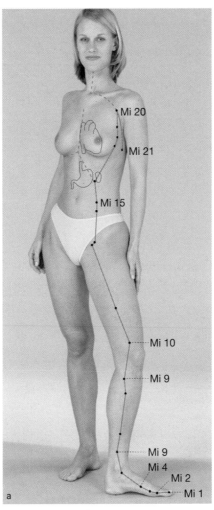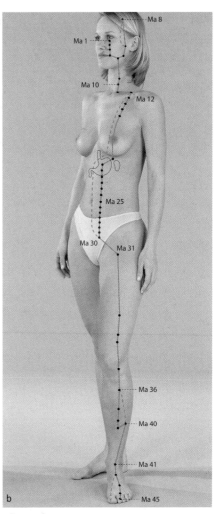

▌ Abb. 3: Die Leitbahnen von Milz (a) und Magen (b) im Überblick. Die gestrichelten Linien deuten die sog. inneren Leitbahnverläufe an. [3]

und Disziplin sind deshalb gefragt, um Maßlosigkeit und „Vermüllung" vorzubeugen.

Da Kälte und **Feuchtigkeit** der Milz besonders zusetzen, kommt in der Therapie oft Wärme in Form von Moxa zum Einsatz. Außerdem bietet die chinesische Ernährungslehre einen guten Ansatz, um unser Verdauungssystem nicht noch zusätzlich zu belasten.

Wichtige Akupunkturpunkte

Ma36 als Hauptpunkt für den gesamten Verdauungstrakt, **Ma25** wichtiger Lokalpunkt des Abdomens, **Mi3** (Quell-Punkt der Milz), **Mi6** stärkt die Milz, **Bl20** und **Bl21** (*Shu*-Punkte von Milz und Magen), **KG12** (Alarm-*Mu*-Punkt des Magens), **Le13** (Alarm-*Mu*-Punkt der Milz).

Zusammenfassung

✖ Verarbeitung, Transformation und Integration auf dem Weg der Hereinnahme und Auseinandersetzung sind Schlüsselbegriffe des Funktionskreises Milz.

✖ Leitsymptome für eine Störung des Funktionskreises sind Verdauungsstörungen, übermäßiges Grübeln und Energielosigkeit.

✖ Die Therapie kann durch Akupunktur, Wärmezufuhr (Moxa) und Ernährungsumstellung erfolgen.

Rund um den Akupunkturpunkt

Der Akupunkturpunkt

Im klassischen chinesischen Verständnis stellt der Akupunkturpunkt eine **Öffnung an der Körperoberfläche** dar, durch die man die Nadel zur eigentlichen Zielstruktur im myofaszialen, nervalen, arthroligamentären oder periostalen Gewebe hindurchführt. Bei der Therapie der Mikrosysteme reicht oft schon eine oberflächliche Nadelung für den therapeutischen Reiz aus. Hier ist die Haut das Zielorgan.

Meister-punkte	„Gewebe"	Indikationsbereiche
Gb34	Sehnen	Erkrankungen der Gelenke, Sehnen und Muskeln
Bl17	Blut	Anämie, Blut-Stase, Hämorrhagien und gynäkologische Erkrankungen
KG17	Qi	Respiratorische Erkrankungen und Störungen des Qi-Flusses (z. B. Husten, Singultus)
Lu9	Gefäße	Gefäßerkrankungen wie Vaskulitis, Arteriosklerose
Bl11	Knochen	Gelenk- und Knochenbeschwerden
Gb39	(Knochen-)Mark	Erkrankungen im Bereich von Knochen-, Rückenmark und ZNS
Le13	*Zang*-Organe	Erkrankungen der Yin-Organe (chin. *Zang*)
KG12	*Fu*-Organe	Erkrankungen der Yang-Organe (chin. *Fu*)

▌ Tab. 1: Die Meisterpunkte und mögliche Indikationen. [6]

> Im weitesten Sinne ist der Akupunkturpunkt ein Ort mit spezieller lokaler, segmentaler oder suprasegmentaler bzw. systemischer Reizwirkung.

Die Punkte der klassischen Körperakupunktur – über 360 auf den Hauptleitbahnen plus Extrapunkte – unterscheiden sich vom umliegenden Gewebe charakteristischerweise durch:

▶ Erhöhte Druck- und Schmerzempfindlichkeit
▶ Veränderungen von Gewebsturgor, Hautfeuchtigkeit und elektrischem Widerstand

Ein eindeutiges morphologisches Korrelat des Akupunkturpunkts konnte bisher nicht gefunden werden, häufig besteht jedoch **Übereinstimmung mit muskulären Triggerpunkten** (nach Melzack) und mit **Faszienperforationen,** durch welche Gefäßnervenbündel hindurchtreten (nach Heine).

Übergeordnete Punktekategorien

Außer Akupunkturpunkten mit lokalen, regionalen und Fernwirkungen, welche klassischerweise durch den Leitbahnverlauf erklärt werden, beschreibt die chinesische Medizin auch **Steuerungspunkte** mit spezifischen **übergeordneten Wirkspektren.** Die nachfolgend aufgeführten Punktegruppen haben sich in der praktischen Anwendung bewährt. Es gibt jedoch noch andere Systeme, auf deren Anwendung ganze Akupunkturstile basieren, z. B. die Chronopunktur oder die „Akupunktur

nach den Fünf Antiken Punkten", die hier aus Platzgründen nicht erklärt sind.

Meisterpunkte der Gewebearten

Synonyme für die Meisterpunkte der Gewebe-„Arten" sind: Einflussreiche Punkte oder *Hui*-Punkte (▌ Tab. 1).

Quell-*Yuan*-Punkte

Die Quell-*Yuan*-Punkte sind **sehr wichtige Punkte** auf den Hauptleitbahnen, an denen nach traditioneller Vorstellung das *Yuan*-Qi (Ursprungs-Qi) beeinflusst werden kann. In der Praxis bewährt hat sich ihr Einsatz vor allem auf den Yin-Leitbahnen bei chronischen Erkrankungen der jeweiligen inneren Organe (▌ Tab. 2).

Untere Einflussreiche Punkte

Die Unteren Einflussreichen Punkte (UEP, Syn. untere Meer-*He*-Punkte) liegen allesamt auf der unteren Extremität und werden zur Behandlung der Yang-Organe verwendet (▌ Tab. 3).

Zustimmungspunkte

Die Zustimmungspunkte (Syn. *Shu*-Punkte, dorsales System) liegen alle auf der Blasenleitbahn in segmentaler Anordnung (▌ Abb. 1). Ihr Einsatz ist sehr wichtig **zur Stärkung des jeweiligen Funktionskreises,** z. B. die Nieren-*Shu*-Punkte Bl23 zur Stärkung des Nieren-Systems. Vor allem bei chronischen Erkrankungen sind diese Punkte ins Behandlungskonzept einzubeziehen!
Hinweis: Die Punkte auf dem äußeren Ast der Blasenleitbahn haben verstärkte Wirkung auf den psychoemotionalen Aspekt des entsprechenden Funktionskreises.

Alarm-*Mu*-Punkte

Die Alarm-*Mu*-Punkte befinden sich auf der Ventralseite des Rumpfs und haben stärkenden Einfluss auf das zugeordnete Organsystem (▌ Abb. 2). Oftmals gibt eine erhöhte Druckschmerzhaftigkeit (Alarmfunktion!) dieser Punkte einen Hinweis auf eine Störung des jeweiligen Funktionskreises. Wichtig ist dies **bei**

Yin-Organ	Milz	Lunge	Niere	Leber	Herz	Perikard
Quellpunkt	Mi3	Lu9	Ni3	Le3	He7	Pe6

▌ Tab. 2: Die Quellpunkte der Yin-Leitbahnen.

Yang-Organ	Magen	Dickdarm	Blase	Gallenblase	Dünndarm	3Erwärmer
UEP	Ma36	Ma37	Bl40	Gb34	Ma39	Bl39

▌ Tab. 3: Auflistung der Unteren Einflussreichen Punkte.

akuten Erkrankungen und zur Behandlung der Yang-Organe (hier Kombination mit dem UEP).

Auffinden der Akupunkturpunkte

Zur genauen Lokalisation der Akupunkturpunkte wird in Lehrbüchern und Atlanten das individuelle chinesische Körpermaß *Cun* angegeben (▮ Abb. 3). Mit seiner Hilfe werden die Punkte in Bezug zu anatomischen Fixpunkten gesetzt. Die genaue Lokalisation des Punktes im Gewebe sollte aber vor jedem Nadelstich durch den eigenen Tastbefund verifiziert werden. Oft liegen Akupunkturpunkte in Muskellücken, und meist besteht eine erhöhte Sensibilität.

Die drei wichtigsten Regeln zur Punktlokalisation lauten: 1. Palpieren, 2. Palpieren, 3. Palpieren!

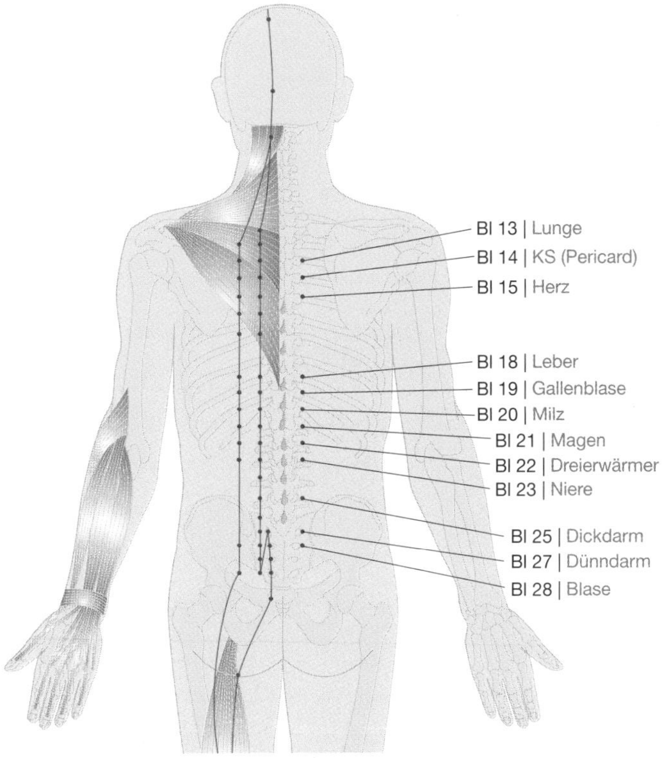
Bl 13 | Lunge
Bl 14 | KS (Pericard)
Bl 15 | Herz
Bl 18 | Leber
Bl 19 | Gallenblase
Bl 20 | Milz
Bl 21 | Magen
Bl 22 | Dreierwärmer
Bl 23 | Niere
Bl 25 | Dickdarm
Bl 27 | Dünndarm
Bl 28 | Blase

▮ Abb. 1: Die Zustimmungs-(*Shu*-)Punkte auf der Körperrückseite. Für jedes innere Organ existieren *Shu*-Punkte beidseits der Wirbelsäule. Beachte den Bezug zu den Segmenten der westlichen Medizin (▮ Abb. 5, S. 58/59). [8]

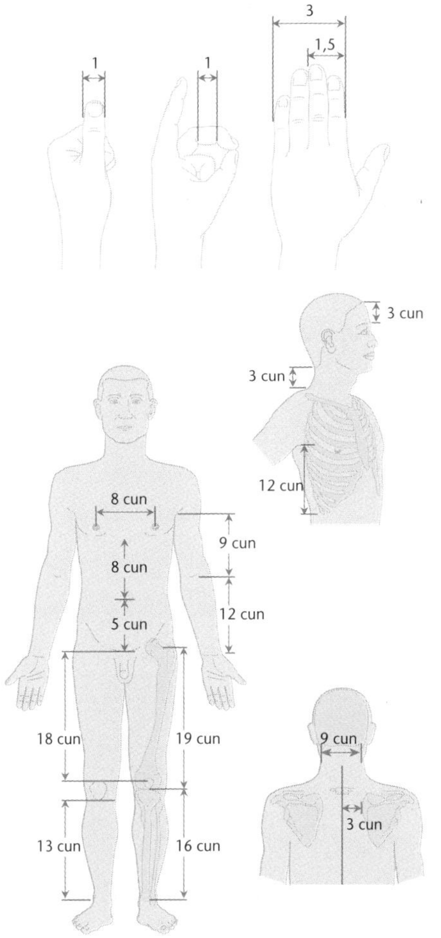
1
1
3
1,5
3 cun
3 cun
12 cun
8 cun
9 cun
8 cun
12 cun
5 cun
18 cun
19 cun
9 cun
3 cun
13 cun
16 cun

▮ Abb. 3: Das *Cun*-Maß: An den Extremitäten benutzt man das Finger-*Cun* (1 cun = 1 Daumenbreite des Patienten), am Rumpf helfen die Proportionsangaben. [10]

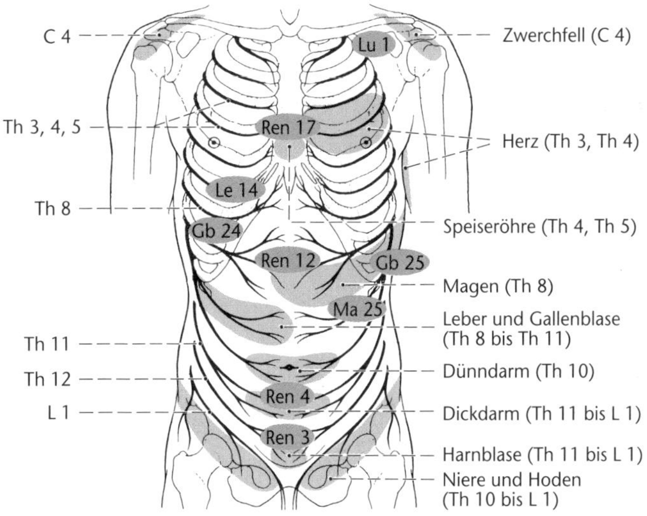
C 4
Th 3, 4, 5
Th 8
Th 11
Th 12
L 1
Lu 1
Ren 17
Le 14
Gb 24
Ren 12
Gb 25
Ma 25
Ren 4
Ren 3
Zwerchfell (C 4)
Herz (Th 3, Th 4)
Speiseröhre (Th 4, Th 5)
Magen (Th 8)
Leber und Gallenblase (Th 8 bis Th 11)
Dünndarm (Th 10)
Dickdarm (Th 11 bis L 1)
Harnblase (Th 11 bis L 1)
Niere und Hoden (Th 10 bis L 1)

▮ Abb. 2: Die Alarm-*Mu*-Punkte auf der Körpervorderseite. Beachte die Ähnlichkeit von Head'schen Zonen und *Mu*-Punkten. [2]

Zusammenfassung

- ✖ Akupunkturpunkte sind Areale und „Öffnungen" an der Hautoberfläche, durch die verschiedenste Wirkungen auslösbar sind. Das Spektrum reicht dabei von lokalen bis zu systemischen Auswirkungen.
- ✖ Verschiedene Klassen von Steuerungspunkten haben übergeordnete Wirkungen.
- ✖ Bei der Lokalisation hilft das Körpermaß *Cun*. Der Tastbefund ist jedoch die wichtigste Referenz.

Bewährte Behandlungsprinzipien I

Aller Anfang scheint schwer

Gerade für den Anfänger scheint es oft unmöglich zu sein, aus der großen Zahl der zur Verfügung stehenden Punkte die richtige Auswahl zu treffen. Natürlich gilt auch in der Akupunktur, dass noch kein Meister vom Himmel gefallen ist und dass man die Praxis einer Behandlungsmethode nur in Form von praktischen Kursen unter Anleitung erfahrener Therapeuten erlernen kann. Diese Lehrfunktion kann durch kein Buch der Welt ersetzt werden!

Andererseits ist Akupunktur keine Hexerei: Mit einer klar strukturierten Vorgehensweise und dem nötigen diagnostischen Grundwissen können einfache Punktekombinationen entwickelt werden, um den ersten eigenen Patienten Erleichterung zu verschaffen. Zum Einstieg sollte man Beschwerdebilder wählen, die erfahrungsmäßig gut auf eine Nadeltherapie ansprechen. Beispiele hierfür sind:

▶ HWS-Syndrom
▶ Lumbago
▶ Muskuläre Verspannungen
▶ Pollinosis
▶ Schlafstörungen
▶ Kopfschmerz, besonders der Spannungskopfschmerz
▶ Übelkeit
▶ Dysmenorrhöen
▶ Sinusitiden

Es fällt auf, dass es vor allem **Erkrankungen des Bewegungsapparats** sind, also Außen-Syndrome im Sinne der *Ba Gang*, die mit Akupunktur positiv beeinflusst werden.

Allgemeine Hinweise

Hand am Patienten

Die Akupunktur ist eine Behandlung im eigentlichen Sinne des Wortes. Man kann bei ihrer Ausübung (wieder) lernen, die Hände als wichtiges ärztliches Instrument zu gebrauchen, z.B. bei:

▶ **Kontaktaufnahme** durch achtsames, spürendes Berühren

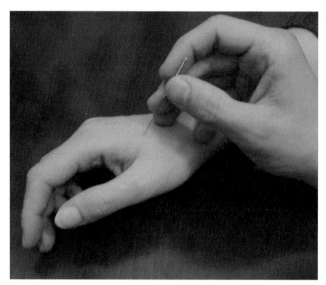

▶ **Diagnostik** durch Palpation des Schmerzgebietes und der Leitbahnen
▶ **Behandlung** durch Einstechen der Nadel mit abgestützter, „kontaktender" Hand (▮ Abb. 1)

Akupunktur als individuelle Therapie

Natürlich gibt es standardisierte Vorgehensweisen zur Punktauswahl, und im Laufe der Zeit entwickelt jeder Arzt seine „persönlichen Note" in Diagnose und Therapie. Trotzdem darf nie vergessen werden, dass man den Menschen behandelt, nicht die Diagnose, die er mitbringt!

> Der Akupunkteur behandelt den Menschen, der zu ihm kommt – nicht die Diagnose, die er mitbringt!

Mehr als ein Handwerk

Akupunktur ist zunächst natürlich ein Handwerk, das man erlernen kann wie jedes andere auch. Dafür muss man Zeit und Mühe investieren: Die Lokalisation von Punkten und Leitbahnen muss genau studiert und oft wiederholt werden. Die Fertigkeiten bei Stichtechnik, Diagnoseerhebung und beim Erstellen von Behandlungsstrategien werden sich mit fortschreitender Zeit und Erfahrung immer weiter entwickeln und verfeinern.

Die daoistischen Prinzipien, die der Traditionellen Chinesischen Medizin zugrunde liegen, weisen aber deutlich auf eine Therapieebene hin, die über eine rein somatisch orientierte Anwendung („Mechano-Punktur") hinausreicht: Achtsamkeit und intuitive Präsenz in der Behandlung gelten als äußerst wichtige ärztliche Qualitäten, die es neben aller Kenntnisse und Fertigkeiten zu kultivieren gilt.

Harmonie als Therapieprinzip

Das Ziel der Akupunktur ist es, die Harmonie von Yin und Yang wiederherzustellen.

Diese Harmonie sollte auch in der Behandlung in einer **ausgewogenen Verteilung** der genadelten Punkte wiederzufinden sein, z.B.:

▶ Zwischen oberer und unterer Körperhälfte
▶ Zwischen Yin- und Yang-Leitbahnen
▶ Zwischen linker und rechter Körperhälfte

> „Eingreifen in den Qi-Fluss, um die Harmonie von Yin und Yang wiederherzustellen – das ist Akupunktur" im klassischen Verständnis.

Zusammenfassung wichtiger Therapieregeln

Achtung: Vor jeder Akupunkturbehandlung muss eine konventionellmedizinische Diagnostik erfolgen!

Wahl der Reizart und -stärke

Über die „Dosis der Akupunktur" entscheiden folgende Faktoren:

▶ **Konstitution und aktuelle Kondition des Patienten,** wobei als wichtigste Faustregel gilt: kräftiger Patient → kräftige Nadelung (ableitend) und schwacher Patient → sanfte Nadelung (auffüllend)
▶ **Art und Ausprägung der Erkrankung,** wobei gilt: akutes Beschwerdebild → kräftig, oft und mit „vielen Nadeln" (bis ≥ 20) therapieren und chronische Erkrankung → schwach, seltener und mit wenigen (≤ 10) Nadeln therapieren

Im Zweifel, z. B. bei einem schwachen Patienten mit akuter Erkrankung, gibt die momentane Situation des Patienten den Ausschlag. Im genannten Fall wäre das eine sanftere Nadelung. Auch Hinweise auf derzeitige psychische Labilität – depressive Stimmungslage u. Ä. – sind als Schwächezeichen zu werten und erfordern eine sanfte Behandlung.

> Der Patient ist wichtiger als die Erkrankung.

Einsatz von Fernpunkten

Die Beeinflussung von Schmerzen über weit entfernte Punkte ist eine Spezialität der Akupunktur. Folgende Regeln sind wichtig:

▶ Viele Fernpunkte sind Punkte mit starker regulativer Wirkung.
▶ Fernpunkte werden besonders bei akuten Krankheitsgeschehen eingesetzt.
▶ Die Lokalisation der Fernpunkte erfolgt nach dem Grundsatz: „Je weiter der Schmerz von der Körpermitte entfernt ist – desto weiter distal liegt auch der wirksamste Fernpunkt."

Behandlung im Segment

Durch gleichzeitige Nadelung von *Shu-* und *Mu-*Punkten eines Funktionskreises (Vorn-hinten-Regel) und durch Stechen mehrerer subkutaner Nadeln in linear-horizontaler Ausrichtung (sog. Belts) lässt sich eine Aktivierung des jeweiligen Segments erreichen.

Auswahl der Punkte

Das weitere diagnostische Vorgehen und die anschließende Auswahl der therapierelevanten Punkte hängen stark von der Art der Erkrankung ab. Das erste Augenmerk liegt darauf, ob eine Außen- oder eine Innen-Erkrankung vorliegt.

> Die erste Frage für die Punktauswahl lautet: „Liegt eine Außen- oder eine Innen-Erkrankung vor?"

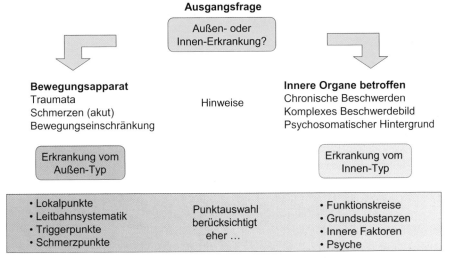

■ Abb. 2: Bewegungsapparat oder innere Organe? Diese Frage bestimmt das weitere Vorgehen.

Bewährte Behandlungsprinzipien II

Punktauswahl bei Störungen des Bewegungsapparats

Die meisten Erkrankungen des muskuloskelettalen Systems (Schmerzen, Bewegungseinschränkungen etc.) sind im Sinne der chinesischen Medizin auf eine Blockade des Qi zurückzuführen⑩ und werden als Außen-Krankheiten gesehen. Zur Therapie nutzt man Kenntnisse der Lokalisation der Punkte und Leitbahnen. Zur Auswahl der geeigneten Punkte gelangt man durch die vier in ■ Abb. 1 angeführten diagnostischen Fragen.

Frage 1 (Schmerzort): Man lässt den Patienten genau beschreiben oder besser zeigen, wo sich das Problem befindet, und palpiert das Gebiet vorsichtig. Je nach Lokalisation finden sich in diesem Areal klassische Akupunkturpunkte oder aktive myofasziale Triggerpunkte, die man in seine Auswahl aufnimmt. Falls ein schmerzhafter Punkt keinem Akupunkturpunkt entspricht, wird er trotzdem – als sog. *Ashi-Punkt* – genadelt.

Frage 2 (Leitbahnen): Welche Leitbahn zieht durch den Ort der Beschwerde? Sind mehrere Leitbahnen betroffen? Bestehen Ausstrahlungsphänomene, die dem Verlauf einer Leitbahn entsprechen? Nach Identifikation der „blockierten" Leitbahn können weitere Punkte in deren Verlauf – auch in weiter Entfernung vom Schmerzort als sog. Fernpunkte – mit in die Auswahl aufgenommen werden.
Wichtig: In der Behandlung werden zuerst die Fernpunkte wegen ihrer regulierenden Wirkung genadelt, um eine Schmerzlinderung zu erreichen, bevor man im betroffenen Gebiet direkt behandelt.

Frage 3 (Partnerleitbahnen): Die zwölf Hauptleitbahnen sind in drei Vierergruppen gegliedert (Umläufe, s. S. 18/19). Man kann die Wirkung einer Leitbahn durch Aktivierung ihrer Partnerleitbahnen verstärken. Die Yang-Yang-Achsen spielen eine sehr wichtige Rolle bei Schmerzen, die Yin/Yang-Kopplung wirkt eher auf ein bestimmtes

Segment und stärkt den jeweiligen Funktionskreis. Oft werden die *Luo*- oder Quellpunkte der Partnerleitbahnen verwendet.

Frage 4 (pathogene Faktoren): Wenn klare Hinweise auf einen modulierenden oder auslösenden Klimafaktor (s. S. 26/27) bestehen, werden entsprechende Punkte zur Elimination dieses „Angreifers" in die Auswahl mit aufgenommen.
Individuelle Erweiterungen: Das Basisschema (■ Abb. 1) erlaubt eine Auswahl von Punkten, die im Sinne einer Leitbahntherapie wirken. Darüber hinaus kann dieses Schema natürlich noch erweitert und an die jeweilige Situation bzw. Stimmung des Patienten angepasst werden. Mögliche weitere Punktekategorien könnten die folgenden sein: überregionale Schmerzpunkte (z. B. Di4), psychisch ausgleichende „entspannende" Punkte (z. B. LG20, He7) oder allgemein stärkende Punkte zur schnelleren Rekonvaleszenz (z. B. Ma36, LG12, Ni3).

Beispiel aus der Praxis: Rippenprellung

1. Wo genau ist der Schmerz? Rechter Thorax seitlich, 7.–10. Rippe → lokale Punkte im Schmerzgebiet (■ Abb. 5, S. 72/73), z.B: **Ma18, Le14, Gb24, *Ashi*-Punkte.**

2. Welche Leitbahn ist betroffen? **Gb-Leitbahn** (Fuß-*Shao-Yang*; verläuft seitlich entlang dem Rumpf und somit durch den Schmerzort) → **Gb24** als Nahpunkt, **Gb34** und **Gb20** im Leitbahnverlauf, **Gb41** als Fernpunkt.

3. Leitbahn-Partner? 3E-Leitbahn (Hand-*Shao-Yang*) und Le-Leitbahn (Yin-Partner der Gb) → **3E5** und **Le3.**

4. Hinweise auf pathogene Faktoren? Bestehen hier nicht, weil Trauma der Auslöser war.

5. Individuelle Erweiterungen? Z.B. Lu1, Lu9 und KG17 zur Verbesserung der Atemfunktion Di4 und Le3 bei starken Schmerzen etc.

Punktauswahl bei Außen-Erkrankungen (Bewegungsapparat, Schmerzen)

1. Wo genau ist der Schmerz?	• Triggerpunkte • Lokale Punkte • *Ashi*-Punkte
2. Welche Leitbahn ist betroffen?	• Nah- und Fernpunkte dieser Leitbahn
3. Wer sind die Leitbahn-**Partner?**	• Punkte des Achsenpartners • Punkte des Yin/Yang-Partners
4. Hinweise auf pathogene Faktoren?	• Spezifische Punkte zur Beseitigung des Pathogens

■ Abb. 1: Die vier Basisfragen und die daraus folgende Punktwahl bei Erkrankungen des Bewegungsapparats. Auch hier gilt, dass Reizstärke und Behandlungsfrequenz der momentanen Patientensituation angepasst werden!

Punktauswahl bei Störungen der inneren Organe

Erkrankungen des Inneren sind meist vielschichtiger als die Störungen der Oberfläche. Hinweise auf Erkrankungen der inneren Organe sind:

▶ Chronischer Verlauf
▶ Komplexes Krankheitsbild
▶ Psychosomatische Komponente

Hieraus wird klar, dass bei Innen-Erkrankungen der Patient in seiner somatopsychosozialen Gesamtheit – als „Kunstwerk Mensch" – wahrgenommen werden muss, um dem Krankheitsgeschehen auf die Spur zu kommen und die angemessenen Punkte auszuwählen. Das braucht mehr Zeit, als beispielsweise ein geprelltes Gelenk zu behandeln, und bedarf auch einer ausführlicheren Anamnese. Um zu einem umfassenden Therapieprinzip zu gelangen, ist es von großer Hilfe, die Krankheitszeichen auch im Sinne der TCM zu interpretieren. Ein grundlegendes Verständnis der Funktionskreise und ihrer Leitsymptome (s. S. 32–41) ist deshalb vonnöten. Der genaue Weg zur TCM-Syndrom-Diagnose ist auf S. 12/13 beschrieben. Zum Einstieg in die Therapie sind die folgenden Fragen besonders wichtig und helfen bei der Punktauswahl (■ Abb. 2).

Frage 1: Welcher Funktionskreis ist betroffen? Ein Funktionskreis beinhaltet

Punktauswahl bei Innen-Erkrankungen

1. Welcher **Funktionskreis** ist hauptsächlich betroffen?	• *Shu-* und Quell-Punkt • *Mu-* und UEP • Spezielle Leitbahnpunkte
2. Welche **Grundsubstanz** ist betroffen?	• Spezifische Punkte zur Beeinflussung von Qi, Blut, *Shen,* Yin oder Yang
3. Herrscht **Fülle** oder **Leere**?	• Aspekte der Erkrankung und Aspekte des Patienten bestimmen die „Dosis"
4. **TCM-Diagnose** und Therapieprinzip?	• Individuelle Kombination der Punkte entsprechend der Diagnose

■ Abb. 2: Wichtige Fragen zur Punktwahl bei Innen-Erkrankungen.

neben spezifischen Organfunktionen und einer zugehörigen Leitbahn auch emotional-seelische Aspekte. Außerdem stehen die einzelnen Funktionskreise miteinander in wechselseitiger Verbindung, so dass oft komplexe Krankheitsmuster entstehen. Wichtige Punkte zur Therapie sind:

▶ *Shu-*Punkte, *Mu-*Punkte und Untere Einflussreiche Punkte (UEP)
▶ Besondere Punkte der zugehörigen Leitbahn, v. a. Quellpunkte
▶ Mitbehandlung des Funktionskreispartners (Yin/Yang-Leitbahn-Kopplung)

Frage 2: Sind **Grundsubstanzen** betroffen? Durch Kenntnis der jeweiligen Leitsymptome lässt sich eine Störung der Grundsubstanzen (Mangel oder Fülle von Qi, Blut, Yin, Yang etc.) diagnostizieren (Symptome s. S. 8–11; ■ Tab. 1, S. 12/13). → Punktekombinationen zur Stärkung der geschädigten Grundsubstanzen (■ Tab. 1–5, Anhang).

Frage 3: Herrscht Fülle oder Leere? Die Antwort auf diese Frage entscheidet über die „Dosis" der Akupunkturbehandlung (Reizart und -stärke sowie Behandlungsfrequenz), indem man die Erkrankung und den Patienten genau unter die Lupe nimmt (*Ba-Gang-*Diagnose mit Beachtung von Zungen- und Pulsbefund). Wichtigste Konsequenz: Fülle-Zustände werden abgeleitet bzw. zerstreut, Leere-Zustände werden gestärkt!

Frage 4: Wie lassen sich alle relevanten Befunde **zusammenfassen?** Ist es möglich, ein Gesamtbild des Menschen in seiner Krankheitssituation zu zeichnen?

Die Formulierung eines TCM-Syndroms kann hierzu beitragen und hat den Vorteil, dass gleichzeitig der Therapieauftrag darin enthalten ist. **Anmerkung:** Die Zusammenstellung der Punkte bei komplexen Störungen ist absolut individuell und deshalb kaum durch ein so einfaches Schema erfassbar! Die genannten Fragen können jedoch eine grundsätzliche Leitstruktur bieten, damit man keine wichtigen Schritte bei der Diagnose und Therapieplanung auslässt.

Beispiel aus der Praxis: chronischer Husten

Eine 54 Jahre alte, aufgedreht wirkende Managerin mit drahtigem Körperbau und leiser Stimme klagt über trockenen, nicht produktiven Reizhusten mit Räuspern und Heiserkeit. Die weitere Exploration ergibt: Nikotinabusus seit Jahren, verschiedene Trockenheitssymptome (Haut, Schleimhäute, Durst – trinkt aber wenig); Schlaf: Einschlafstörungen (arbeitet oft bis in die Nacht) und Nachtschweiß; Verdauung: Neigung zu Obstipation; in letzter Zeit öfter Konzentrationsprobleme und Erschöpfungszustände; Zunge: eher kleiner ZK, rot, trocken, kein Belag; Puls: leer.

1. Funktionskreis(e): hauptsächlich **FK Lunge** betroffen (Heiserkeit, Husten, Hautprobleme) → **Lu9** (Quellpunkt) und **Bl13** (*Shu-*Punkt) stärken die Lunge, **KG17** für den Thorax, **Di11** liegt auf der gekoppelten LB und klärt Hitze.

2. Sind Grundsubstanzen betroffen? Ja, deutliche Zeichen eines **Yin-Mangels**.

Hinweise: Trockenheit, aufgedrehtes Verhalten, Zungenbefund und Nachtschweiß, Rauchen (schädigt das Lu-Yin) und Lebenswandel → **KG4**, **Mi6** zur Yin-Stärkung allgemein, **Lu7** aktiviert das KG (Meer des Yin) und stärkt gleichzeitig die Lunge.

3. Fülle oder Leere? Patientin befindet sich in einer **Leere-Situation**. Hinweise: aktuelle Kondition, Zungen- und Pulsbefund, auch wenn sie meist sehr aktiv und „powervoll" auftritt (klassische Situation einer Leere-Hitze) → auffüllend behandeln: schwacher Nadelreiz, wenige Nadeln pro Sitzung, längere Behandlungsabstände (1 × wöchentlich oder alle 2 Wochen), längere Behandlungsdauer.

4. Arbeitsdiagnose und Therapieauftrag: Yin-Mangel der Lunge → Therapie: „Nähre das Yin und stärke die Lunge" (mit oben genannten Punkten). **Anmerkungen:** Es ist sehr wahrscheinlich, dass auch noch andere Funktionskreise in die Behandlung mit einbezogen werden: Die Niere als Quelle aller Yin und die Milz sollten zusätzlich gestärkt werden, wenn eine andauernde Änderung der Mangelsituation herbeigeführt werden soll. Außerdem sollte der ungesunde Lebenswandel (Rauchen, Überarbeitung) thematisiert werden. Die von der Patientin ausgestrahlte „Härte" könnte ein Lungenthema auf emotionaler Ebene (Kontaktangst?, fehlendes Körperbewusstsein?) widerspiegeln. Mögliche zusätzliche Punkte im weiteren Therapieverlauf können Lu1 (*Mu-*Punkt der Lunge), Ni3, Ni6, Bl23, Ma36, Bl21 (Stärkung FK Niere und FK Milz) und Bl42 sein.

Zusammenfassung

✖ Eine zeitgemäße Akupunkturtherapie vereinigt östliches und westliches Medizinverständnis.

✖ Bewährte Merksätze und Behandlungsstrategien stellen besonders für Anfänger eine wichtige Hilfe dar.

✖ Die Unterscheidung zwischen Außen- und Innen-Erkrankung hat wesentlichen Einfluss auf die Punktauswahl.

Triggerpunktakupunktur

Grundlagen

Hinweis: Teile dieses Kapitels sind dem Buch „Akupunktur in der Schmerztherapie" [2] entnommen.

Myofasziale Schmerzsyndrome sind weit verbreitet. Häufig steckt in ihnen sogar die Ursache für komplexe Beschwerden des Bewegungsapparats, die aufgrund mangelnder Differenzierung mit Oberbegriffen wie HWS-Syndrom oder Schulter-Arm-Syndrom bezeichnet werden. Außerdem können solche muskulären Dysfunktionen Grund für Kompressionssyndrome von Nerven und Gefäßen sein (z. B. Thoracic-Outlet-Syndrom).

> Die moderne Triggerpunktakupunktur (TP-Akupunktur, Syn. dry needling) ist eine funktionell-anatomisch orientierte Akupunkturtechnik zur Behandlung myofaszialer Beschwerden.

In über 30-jähriger Forschungsarbeit erarbeiteten **Travell und Simons** detaillierte Erkenntnisse über Triggerpunkte:

▶ Ein myofaszialer Triggerpunkt liegt innerhalb eines strangartig verkürzten Muskelfaserbündels, das als **„taut band"** tastbar ist, und zeigt eine erhöhte Erregbarkeit und Sensitivität im Vergleich zum umgebenden Gewebe.
▶ Ein wichtiges Kennzeichen ist der **Übertragungsschmerz** (Syn. referred pain): Jeder Triggerpunkt hat sein eigenes reproduzierbares Muster der Schmerzausstrahlung. Mit Hilfe von Zeichnungen dieser Schmerzfelder (▮ Abb. 1) können Triggerpunkte oft als Ursache von Schmerzen identifiziert werden.
▶ Ziel der Therapie ist das exakte Treffen des myofaszialen Triggerpunktes, was zur Auslösung einer **lokalen Zuckung** (Syn. twitch response) und einer nachfolgenden Entspannung des betroffenen Muskels führt.
▶ Myofasziale Triggerpunkte können **aktiv oder latent** vorhanden sein. Der latente Triggerpunkt kann auf Druck schmerzempfindlich reagieren – der aktive schmerzt von selbst.

Praktische Anwendung

Die Anwendung der Triggerpunktakupunktur erfordert Kenntnisse und Erfahrung in der diagnostischen Untersuchung des Bewegungsapparats und in der Lokalisation der Triggerpunkte. Die Wirkung der TP-Akupunktur kann durch ergänzende Nadelung nach klassischen Prinzipien und durch den Einsatz von Mikrosystemen optimiert werden. Bei der Durchführung ist Folgendes zu beachten: „Die Muskulatur ist ein sensibles Organ, ein erhöhter Muskeltonus kann aus psychosomatischer Sicht Ausdruck innerer Konflikte, unzureichend verarbeiteter Emotionen oder Ausdruck einer körperlichen, seelischen oder emotionalen Überlastung sein. Hierbei kann der Muskel ein Abwehrschild gegenüber der Umwelt sein (Muskelpanzer). In diesen Fällen sollte vorsichtig und sensibel bei der Nadelung vorgegangen werden. Dabei kann die Akupunktur auch zur Verbesserung der Körperwahrnehmung genutzt werden." (Dominik Irnich) [2]

Anamnese und Untersuchung

▶ Genaue Befragung nach eingeschränkten Funktionen und schmerzhaften Bewegungen
▶ Differenzierung der Schmerzen nach Qualität, Intensität und modulierenden Faktoren
▶ Detaillierte funktionell-anatomische bzw. manualtherapeutische Untersuchung zur Identifikation der betroffenen Muskeln
▶ Genaue Lokalisierung des aktiven myofaszialen Triggerpunkts durch sorgfältige Palpation:
– Zunächst Querpalpation des betroffenen Muskels zur Lokalisation des „taut band"
– Anschließend Palpation entlang diesem verhärteten Strang, bis ein Triggerpunkt identifiziert werden kann (durch Druck-, Dehn- oder Kontraktionsschmerz)
– Kompression des Triggerpunktes für 10 Sek. löst die charakteristische Schmerzausstrahlung aus.

Durchführung der Akupunktur

▶ Entspannte Lagerung des Patienten
▶ Zuerst Fernpunkte im Verständnis der klassischen Akupunktur nadeln, um die lokale Behandlung weniger schmerzhaft zu machen
▶ Verwendung von sterilen Akupunkturnadeln von ausreichender Länge
▶ Fixierung des Triggerpunktes im Gewebe: Daumen und Zeigefinger nehmen den Muskel in den Zangengriff. Besonders wichtig bei Nadelung im Thoraxbereich wegen der Gefahr eines Pneumothorax bei zu tiefer Nadelung

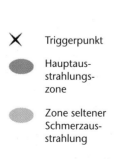

✕ Triggerpunkt

⬭ Hauptausstrahlungszone

⬭ Zone seltener Schmerzausstrahlung

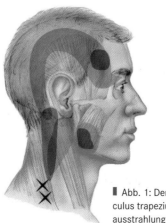

▮ Abb. 1: Der häufigste Triggerpunkt des Musculus trapezius und seine Muster der Schmerzausstrahlung (Referred-Pain-Muster). [4]

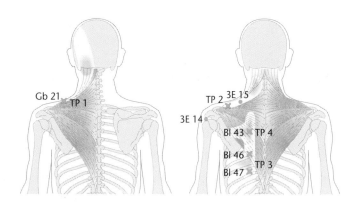

▌ Abb. 2: Darstellung der Triggerpunkte und ihrer Schmerzausstrahlungs-
muster am Beispiel des Musculus trapezius. [2]

▶ Tangentiales Vorschieben der Nadel, evtl. in verschiedenen
Richtungen (fächerartig) intramuskulär mit dem Ziel, den
Triggerpunkt aufzuspüren (dry needling)
▶ Auslösung lokaler Muskelzuckungen, wenn der Trigger-
punkt genau getroffen wird
▶ Nach der Behandlung: Dehnung der therapierten Muskeln
▶ Für jeden Muskel gibt es Heimübungen, mit denen die
Patienten zur Selbstbehandlung aktiviert werden können.

> Die Triggerpunktakupunktur wird oft als schmerzhaft empfunden
> und kann muskelkaterartige Nachschmerzen nach sich ziehen.

Beispiel: Musculus trapezius

Beispielhaft für alle Muskeln, in denen myofasziale Triggerpunkte eine Rolle spielen, wird hier der Musculus trapezius
vorgestellt.

Wichtige Funktionen:
▶ Heben des Schulterblattes und Drehen der Facies gleno-
idalis
▶ Rotation von Kopf und HWS bei einseitiger Kontraktion
▶ Streckung der HWS und Reklination des Kopfes bei beid-
seitiger Kontraktion

Beschwerdebilder
▶ HWS-Beschwerden mit lateralem Schmerz
▶ Einschränkung von Seitneigung und/oder Rotation
▶ Okzipitaler und parietaler Kopfschmerz

> Triggerpunkte im Musculus trapezius können (Mit-)Ursache
> für folgende Vordiagnosen sein: akutes oder chronisches HWS-
> Syndrom, Zervikobrachialgie, Schulter-Arm-Syndrom oder
> Spannungskopfschmerz.

▌ Abb. 2 und ▌ Tab. 1 zeigen die Triggerpunkte und Akupunkturpunkte des Musculus trapezius.

Trigger-punkt	Lokalisation	Ausstrahlung	Akupunktur-punkte
TP 1	Pars ascendens, Mitte des Schulterdachs	HWS, Mastoid, Schläfe	Gb21
TP 2	Pars horizontalis, lateral über M. supraspinatus	Okzipital ipsilateral	3E15
TP 3	Pars ascendens, zwischen Schulterblatt und BWK 8 und BWK 9	Vorwiegende loko-regional, selten okzipital	Bl46, Bl47
TP 4	Pars horizontalis, zwischen Schulterblatt und HWK 7/BWK 2	Lokoregional	Bl43
Beispiele für Fernpunkte (vor der lokalen Behandlung)		Dü3, Bl60, 3E5, Gb34 oder kontralateral 3E14, Gb21	

▌ Tab. 1: Die Triggerpunkte (TP) des Musculus trapezius, ihre Ausstrahlungs-
regionen und Referenzpunkte der klassischen Akupunktur (▌ Abb. 2).

Zusammenfassung
✖ Viele Schmerzen und Funktionseinschränkungen des Bewegungsapparats
   werden durch myofasziale Triggerpunkte ausgelöst oder unterhalten.
✖ Triggerpunktakupunktur kann zur Detonisierung verhärteter Muskeln beitragen.
✖ Kenntnisse in klassischer Akupunktur und manueller Therapie sind von
   großem Vorteil bei der Behandlung der Triggerpunkte.

MAPS: Mikro-Aku-Punkt-Systeme

Einführung

Der Begriff Mikro-Aku-Punkt-System – kurz **MAPS** – dient als Überbegriff für alle **Somatotope** bzw. **Mikrosysteme**. Ein solches Mikrosystem lässt sich beschreiben als eine kartographische Projektionsstelle des Organismus an einer umschriebenen Körperstelle. Wie beim bekanntesten Somatotop, dem Homunkulus auf den Hirnrindenfeldern (▌ Abb. 1), kann der gesamte Körper auf einem kleinen MAPS-Areal repräsentiert sein (z. B. Ohrakupunktur, Fußreflexzonen). Andere MAPS stellen Repräsentationssysteme für die zwölf Hauptleitbahnen dar (z. B. YNSA, Mundakupunktur) oder haben Reflexwirkungen auf spezifische Indikationsschwerpunkte (z. B. „Belts", Handlinie V).

Geschichte und Entwicklung

Die systematische Erforschung solcher somatotopischer Projektionssysteme begann 1950 mit der Kartographierung des Ohres und führte in den vergangenen Jahrzehnten zur Entdeckung immer scheinbar „neuer" Mikrosysteme (▌ Tab. 1) mit der Erkenntnis, dass die einzelnen MAPS auf kybernetische Weise miteinander vernetzt sind.

> Die Therapie mit MAPS, allen voran die Ohrakupunktur, ist bei akupunkturorientierten Therapeuten sehr beliebt, da sie eine sinnvolle und zuverlässige Ergänzung zur klassischen Körperakupunktur darstellt.

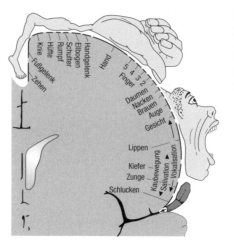

▌ Abb. 1: Der Homunkulus auf den Hirnrindenfeldern als bekanntestes Beispiel für ein Somatotop. Beachte: Die Abbildung des Organismus erfolgt nicht maßstabsgetreu, vielmehr herrschen spezielle Gewichtungen (z. B. große Rezeptorendichte → großes Projektionsareal). [8]

Spezifische Eigenschaften der MAPS

On/off-Phänomen

Ein wesentliches Merkmal der MAPS-Punkte ist, dass sie nur **reagibel** sind, wenn die mit ihnen korrespondierende Funktion bzw. das korrespondierende Organ bzw. die Leitbahn eine Störung aufweisen. Erst dann werden sie aktiv und von ihrer unmittelbaren Umgebung unterscheid- und somit detektierbar. Diese punktuelle Irritation, die oft nicht größer als eine Nadelspitze ist, äußert sich dann in einer **erhöhten Sensibilität** und in einer messbaren elektrischen Veränderung.

> Wie eine Warnleuchte meldet sich der MAPS-Punkt, wenn eine entsprechende Störung vorliegt. Dieses Signal kann auch diagnostisch genutzt werden.

Cave: Diese Hinweisfunktion ist primär Ausdruck einer akuten Funktionsstörung. Bei dauerhafter Irritation bzw. bei degenerativ-destruktiven Veränderungen verliert sich oft die Informationswirkung des Punktes, und „die Warnleuchte erlischt".

Auslöschphänomen

Einen Hinweis auf die Vernetzung verschiedener MAPS untereinander liefert die Beobachtung, dass die jeweiligen Korrespondenzpunkte gleichzeitig an unterschiedlichen Mikrosystemen eine Störung melden. So ist beispielsweise bei Kniebeschwerden eine erhöhte Sensibilität im Ohr (Punkte 49a und 49b), am Schädel (YNSA G1-G3), im Mund und an den anderen MAPS – jeweils in der Zone, die das Knie repräsentiert – nachweisbar. Therapiert man nun eines dieser Mikrosysteme durch punkt-

MAPS	Zeitleiste	
Traditionelle MAPS	▶ Zungen-Somatotopie (▌ Abb. 2, S. 28/29)	
	▶ *Shu*-Punkte – Dorsallinien	
	▶ Bauchdeckenzonen	
Alte MAPS, neu aufgegriffen und systematisiert	▶ Chinesische Schädelakupunktur	
	▶ Chinesische Handakupunktur	
	▶ Iris-Diagnostik	
	▶ Fußreflexzonen	
Im Westen entdeckte MAPS (mit deren Erstbeschreibern und ungefährer Zeitangabe)	▶ Reflexzonen der inneren Nase (Fliess, 1893)	▶ Mundakupunktur (Gleditsch, 1975)
	▶ Ohrakupunktur (Nogier, 1950)	▶ Lymph-Belt (Gleditsch/Mandel, 1978)
	▶ Zervikale Druckpunkte (Adler, 1960)	▶ Periaurikuläre Akupunktur (Bentze, 1980)
	▶ Zahn-Kiefer-Wechselbeziehungen (Voll/Kramer, 1970)	▶ NPSO (Siener)
	▶ Handlinie I, Daumenlymphlinie (Voll)	▶ Handlinie II, ECIWO (Zhang, 1985)
	▶ YNSA, neue Schädelakupunktur (Yamamoto, 1977)	▶ Vaginale Akupunktur (Buchheit)
		▶ Handlinie V (Gleditsch, 1990)
		▶ Mastoid-MAPS (Cayenitte-Rückner, 1999)

▌ Tab. 1: Auswahl und Zeitleiste wichtiger MAPS. [7]

genaue Nadelung, so kommt es auch an den anderen zu einem augenblicklichen Verstummen des vorher aktiven Punktes. Dieses **Auslöschen** der Punkte mit Neutralisierung des elektrischen Widerstandes und der Sensibilität zeigt die regulative Wirkung des therapeutischen Impulses an.

Rascher Wirkungseintritt

Die Wirkungen der MAPS-Therapie setzen meist sehr schnell ein – oft sind auch sog. **Sekundenphänomene** zu beobachten. Gerade bei funktionellen Beschwerdebildern oder Schmerzzuständen kann eine sofortige Besserung der Symptomatik durch die exakte Nadeltherapie ausgelöst werden. Diese Sofortwirkungen sind gleichermaßen motivierend für Patienten und Arzt, halten jedoch oft nicht sehr lange an. Durch wiederholte Applikation, den zusätzlichen Einsatz anderer MAPS oder die Kombination mit anderen Therapieverfahren lässt sich eine anhaltende regulative Harmonisierung erzielen.

MAPS und Körperakupunktur

Die klassische Körperakupunktur mit (möglicherweise verschiedenen) Mikrosystemen zu kombinieren, bietet sich geradezu an. Die meisten Ausbildungsorganisationen lehren deshalb auch die Ohrakupunktur in ihrem Programm.
■ Tab. 2. zeigt, wie sich beide Thera-

	Körper-akupunktur	MAPS-Therapie
Erklärungs-modell	Energetischer Ausgleich (Leitbahnen des Körpers)	Informations-vermittlung (On/off-Phänomen)
Punkte	Jederzeit nach-weisbar	Nur bei Irritation aktiv
Wirkungseintritt	Oft verzögert	Sehr schnell
Wirkdauer	Meist lang anhaltend	Oft nur kurz

■ Tab. 2: Zwei unterschiedliche Systeme, die sich in der Praxis gegenseitig gut ergänzen.

pieformen unterscheiden und ergänzen.

Very-Point-Methode

Die Very-Point-Methode ist die genaueste Punktsuche. Der Ausdruck „very point" bezeichnet dabei jenen oft nur Bruchteile von Millimetern großen Punkt, an dem die eigentliche Irritation detektierbar ist (Maximalpunkt, s. o. On/off-Phänomen). Es hat sich gezeigt, dass bei der Therapie der MAPS die millimetergenaue Lokalisation und Nadelung dieses Punktes den Therapieerfolg entscheidend verbessern.⑪

Praktisches Vorgehen

Zur Very-Point-Technik eignen sich kurze, feine (Durchmesser 0,2 mm) Akupunkturnadeln. Die Nadel wird – mit abgestützter Hand – achtsam über das vermutete Irritationsareal geführt. Dabei wird sie tangential, ungefähr im 45°-Winkel, zur Hautoberfläche bewegt, in Form kleinster Klopf-, Tast- oder Wischbewegungen: „Die behutsame Bewegung, die die Haut nicht traumatisieren soll, gleicht einem feinen, leicht tupfenden Pinselstrich" (Gleditsch). Beim Berühren des very point zeigt der Patient **augenblicklich** eine mimische Reaktion wie Blinzeln oder Zucken oder eine verbale. Gleichsam ist für den Behandler eine Änderung des Hautturgors spürbar: Die Nadel scheint fast widerstandslos ins Gewebe zu „fallen".

Natürlich kann man auch durch manuelle Palpation und Hautwiderstandsmessung (s. S. 52/53) die empfindlichen Punkte finden – je kleiner das Areal jedoch wird, umso mehr macht sich die Very-Point-Methode bezahlt.

Zusammenfassung

✖ MAPS sind kybernetisch vernetzte „Landkarten" und Repräsentationszonen des gesamten Organismus, der Leitbahnen oder spezieller Funktionen auf einem klar definierten Körperareal.

✖ Die Punkte der MAPS sind Irritationspunkte und somit sowohl zur Diagnostik als auch zur Therapie einsetzbar.

✖ Bei der punktgenauen Lokalisation kann die Very-Point-Methode große Hilfe leisten.

Ohrakupunktur I

Einführung

Die Ohrakupunktur stellt die **älteste Sonderform der Akupunktur** dar: Schon im *Huang Di Nei Jing* finden sich Hinweise auf reflektorische Zusammenhänge zwischen Ohrmuschel und einzelnen Körperteilen. Ähnliche Aussagen finden sich bei Hippokrates und in der Medizin des alten Ägyptens. Systematisch erfasst und kartographiert wurde dieses MAPS vom französischen Arzt Dr. **Paul Nogier** um das Jahr 1950. Seine Erkenntnisse über die Abbildung der Punkte (▌Abb. 1) und deren Wirkungen gelangten auch nach China und wurden dort als Mikrosystem in die Akupunkturlehre miteinbezogen. Heute existieren die beiden großen Schulen, die „Französische Aurikulotherapie nach Nogier" und die „Chinesische Schule", nebeneinander, und es zeigen sich viele Gemeinsamkeiten. Ein großer Unterschied besteht jedoch in der Nomenklatur: Die Nogier'sche Schule benennt die Punkte mit Eigennamen, die auf das zugeordnete Organ oder eine spezielle Punkteigenschaft hinweisen. Die Chinesische Schule benutzt hingegen Ziffern, um einzelne Punkte oder Areale zu definieren.

Anatomie und Innervation

Die Ohrmuschel bietet aufgrund ihrer typischen und markanten Strukturierung wertvolle Orientierungshilfen für den Therapeuten. Die in ▌Abb. 2 dargestellte Anatomie variiert jedoch von Patient zu Patient. Die für die Abbildung verwendeten „Standard-Ohren" dienen also nur zur groben und schematischen Orientierung. Außerdem können sie die Dreidimensionalität des Ohrreliefs bestenfalls andeuten. Der richtige Punkt will also bei jedem Patienten neu ertastet und gefunden werden!
Die **Innervation** der Ohrmuschel erfolgt v. a. durch den Pl. cervicalis (mit seinem R. auricularis), den N. auriculotemporalis des N. trigeminus und den R. auricularis des N. vagus (▌Abb. 2), deren Innervationsgebiete sich oft überlappen.
Russische Studien kamen zu der Erkenntnis, dass der **Sympathikus** eine entscheidende Rolle in der Vermittlung der Information zwischen Hautoberfläche des Ohres und inneren Organen spielt.

Punktsuche und Diagnostik

▶ Zuerst sollte eine **gründliche Inspektion** des gesamten Ohrs erfolgen. Auffällige lokale Veränderungen in Form von Rötung, Schuppungen, Venenzeichnung, Ödemen, Trophikstörungen etc. können bereits Hinweise auf Störungen der zugehörigen Körperregionen geben.
▶ **Palpation:** Die Drucktastung am Ohr muss mit einem feinen Instrument, z. B. einer Knopfsonde aus der Zahnmedizin, erfolgen. Der Druck sollte senkrecht zur Hautoberfläche erfolgen und mit abgestützter Hand möglichst gleichmäßig appliziert werden. Der Patient wird in den Suchprozess einbezogen, indem er aufgefordert wird, durch verbale Äußerung eine erhöhte Sensibilität anzuzeigen.
▶ Da die irritierten Ohrpunkte sich auch durch einen **veränderten Hautwiderstand** auszeichnen, können spezielle elektronische Messgeräte zur Punktsuche verwendet werden.
▶ Der von Nogier entdeckte **RAC** (réflexe auriculocardiaque, heute: vaskuläres autonomes Signal, VAS) beschreibt eine tastbare Pulswellenverschiebung bei Palpation des Irritationspunkts. Diese Methode führt zum exakten Auffinden der indizierten Punkte, erfordert jedoch einige Erfahrung.
▶ **Very-Point-Methode:** Diese Technik (s. S. 50/51), die gleichfalls Übung erfordert, hat gerade am Ohr einige Vorteile: Die Tastfläche – also die Nadelspitze – ist äußerst klein und somit sehr präzise. Außerdem hat man das Therapiewerkzeug schon während der Palpation zur Hand und kann so die Nadel augenblicklich einstechen, sobald man auf den gesuchten Maximalpunkt (very point) trifft.

Die Behandlung

▶ Nach **Aufklärung** des Patienten über die Behandlungsmethode und mögliche unerwünschte Wirkungen (s. S. 14/15) wird der Patient in entspannter Position gelagert. Prinzipiell können beide Ohren zur Therapie herangezogen werden, bei akuten Störungen wird jedoch meist das Ohr der betroffenen Körperseite oder auch das dominante Ohr (Rechtshänder rechts, Linkshänder links) genadelt.

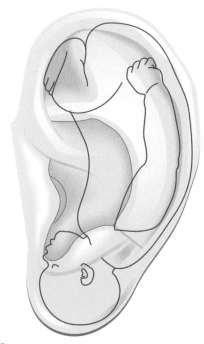

▌Abb. 1: Das Embryomodell zur groben Orientierung in der Ohrmuschel. [2]

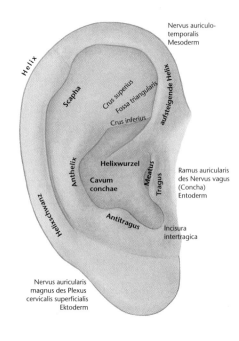

▌Abb. 2: Topographische Anatomie und Innervation der Ohrmuschel. [1]

▌ Abb. 3: Organ- und Korrespondenzpunkte:
a) Bewegungssystem und Kopf. b) Innere Organe
und Sinnesorgane. [2]

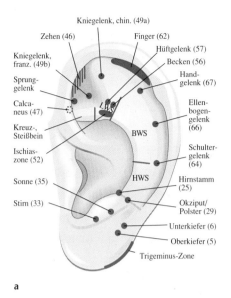

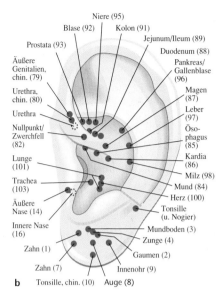

a

b

▶ Die **Punktion** erfolgt am aktiven
Punkt in zügiger Weise und senkrecht
zur Hautoberfläche. Die Nadel (feine,
steril verpackte Einmal-Akupunktur-
nadeln, Durchmesser 0,2 – 0,3 mm)
durchdringt die Kutis und sollte im Peri-
chondrium Halt finden.

> Im Gegensatz zur Körperakupunktur
> sollte das Ohr vor der Behandlung grund-
> sätzlich desinfiziert werden, um eine Pe-
> richondritis mit der Gefahr der Gewebs-
> destruktion zu vermeiden!

▶ **Behandlungsfrequenz:** Pro Sitzung
und Ohr sollten nicht mehr als sieben
Punkte gestochen werden. Die Ver-
weilzeiten der Nadeln liegen mit
15 – 35 Minuten leicht unterhalb derer
der Körperakupunktur, es gilt jedoch
auch hier: individuelle Anpassung der
Behandlungsdauer, -intensität und -häu-
figkeit an das Krankheitsbild und die
aktuelle Situation des Patienten! Bei
akuten Krankheiten wird öfter und in
kürzeren Zeitabständen (2 – 4 Mal in
der ersten Woche) behandelt als bei
chronischen Störungen.

Verschiedene Punkte-
kategorien

Eine Unterteilung der vielen Ohrpunkte
in verschiedene **Punktekategorien** mit
jeweils unterschiedlichen Indikations-
spektren macht das Mikrosystem Ohr
überschaubarer.

Organ- oder Korrespondenz-
punkte

Die Punkte, die der erkrankten Körper-
region bzw. dem Organ entsprechen,
werden auf Empfindlichkeit untersucht
und behandelt (▌ Abb. 3a u. b). Beachte, dass alle Viszeralorgane in der Con-
cha repräsentiert sind (Nogiers entoder-
male Zone). Beispiele für Korrenspon-
denzpunkte sind Ösophagus (85) und
Kardia (86) bei Ösophagitis oder Kniegelenk (49a und 49b) bei Gonalgie.

> Auf der Ohrrückseite lassen sich auch
> Punkte finden, die Retropunkte, die be-
> sonders bei Störungen des Bewegungs-
> systems wirksam sind.

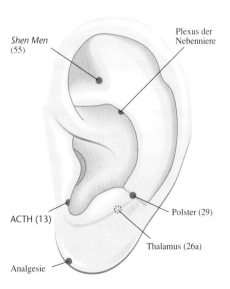

Analgetische und anti-
phlogistische Punkte

Diese Punkte (▌ Abb. 4) kommen oft
ergänzend zum Einsatz, und zwar bei
systemischen Beschwerden oder als
Basistherapie bei Entzündungen oder
Schmerzzuständen. Besonders hervorzuheben sind Thalamus (26a) bei
starken somatischen Schmerzen und
Shen Men (55), der neben antiphlogis-
tischer auch psychotrope Wirkung
besitzt.

▌ Abb. 4: Analgetische und antiphlogistische
Punkte. [2]

Ohrakupunktur II

Punkte im gestörten Segment

Entlang dem Bogen der Anthelix ist die Wirbelsäule abgebildet. Im Sinne einer segmentalen Ordnung projizieren sich nicht nur knöcherne Strukturen, sondern auch Bänder, Drüsen, Muskeln etc. auf das Relief der Anthelix sowie über die Scapha bis hinein in die Helixkrempe (▌ Abb. 1a u. b).

Der Behandlungsstrahl in der Segmenttherapie

Der Behandlungsstrahl (▌ Abb. 2) ist ein wichtiges Hilfsmittel bei der Therapie segmentaler Störungen. Zuerst wird in der vegetativen Rinne, die durch die Helixkrempe gebildet wird (▌ Abb. 1), nach empfindlichen Punkten gesucht. Vom dort gefundenen aktiven Punkt wird eine gedachte Linie durch den Nullpunkt (82) gezogen. Dieser Strahl, leicht verbreitert, kennzeichnet nun das betroffene Segment. Sehr häufig findet man im Verlauf des jeweiligen Behandlungsstrahls noch weitere empfindliche Punkte und erreicht so verschiedene behandlungsbedürftige Strukturen.

Vegetativ ausgleichende Punkte

Diese Klasse von Punkten (▌ Abb. 3) kommt immer dann zum Einsatz, wenn die zu therapierende Störung von psychovegetativen Zeichen begleitet wird, was z.B. bei chronischen Schmerzzuständen oft der Fall ist. Auch bei der Behandlung von Suchterkrankungen spielen diese psychotropen Punkte eine

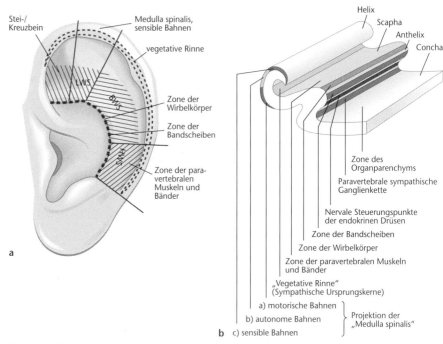

▌ Abb. 1: a) Segmentale Gliederung der Wirbelsäule. b) Ohrrelief im Querschnitt. [2]

wichtige Rolle. Nach Nogier besitzen die drei Omega-Punkte übergeordnete regulierende Eigenschaften (▌ Tab. 1).

Modalitätsspezifische und ergänzende Punkte

Punkte dieser Kategorie (▌ Abb. 4) werden in das Behandlungskonzept einbezogen, wenn Hinweise auf entsprechende Auslösefaktoren, z.B. Wetter-

fühligkeit, hormoneller Einfluss etc. – auch im Verständnis der chinesischen Medizin –, bestehen.

Punktauswahl

Die große Anzahl der möglichen therapierelevanten Ohrpunkte lässt sich durch spezielle Auswahlstrategien auf die wichtigsten erforderlichen Punkte reduzieren. Aus den oben aufgeführten

Punktname	Wirkung auf
Omega-1-Punkt	Innere Organe – Stoffwechsel-Bereich
Omega-2-Punkt	Bewegungssystem – motorischer Bereich
Omega-Hauptpunkt	Zentrale Steuerung – ZNS

▌ Tab. 1: Die Omega-Punkte als Schlüsselpunkte verschiedener Zonen.

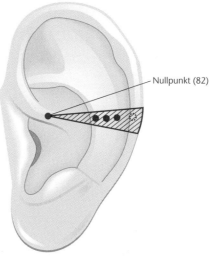

▌ Abb. 2: Der Behandlungsstrahl: Eine gedachte Linie zwischen aktivem Punkt in der vegetativen Rinne (gestrichelt) und dem Nullpunkt zeigt das Segment, in dessen Bereich noch weitere Punkte gesucht und behandelt werden. [2]

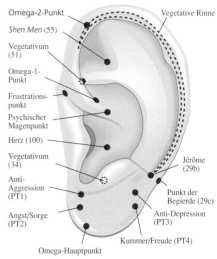

▌ Abb. 3: Vegetativ ausgleichende Punkte. [2]

▌ Abb. 4: Modalitätsspezifische und ergänzende Punkte. [2]

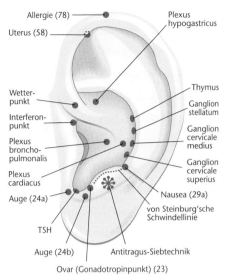

Allergie (78) — Plexus hypogastricus
Uterus (58) —
Wetterpunkt
Interferonpunkt
Plexus bronchopulmonalis
Plexus cardiacus
Auge (24a) —
TSH
Auge (24b)
Ovar (Gonadotropinpunkt) (23)
Thymus
Ganglion stellatum
Ganglion cervicale medius
Ganglion cervicale superius
Nausea (29a)
von Steinburg'sche Schwindellinie
Antitragus-Siebtechnik

Kategorien werden je nach Art der Beschwerden die infrage kommenden Punktareale (jedoch insgesamt nicht mehr als 7 – 8 pro Sitzung!) untersucht und behandelt. Allgemein ist festzustellen, dass man bei akuten Störungen meist mit spezifischen Organ- bzw. Segmentpunkten auskommt, wohingegen man bei chronischen Erkrankungen eher übergeordnete Punkte, z. B. vegetativ oder antiphlogistisch wirksame, detektieren und somit auch nadeln kann.

Indikationen und Kontraindikationen

Natürlich gilt auch bei diesem Verfahren, dass vor einer Behandlung eine genaue Diagnosestellung von Seiten der naturwissenschaftlichen Medizin erfolgt sein muss!

Bewährte Indikationen der Ohrakupunktur – entweder allein oder in Kombination mit der Körperakupunktur – sind:

▶ Viele funktionelle Störungen (des Verdauungs-, Respirations- und Urogenitalsystems)
▶ Akute und chronische Erkrankungen und Störungen des gesamten Bewegungsapparats, z. B. Lumbalgien, Myalgien, Bewegungseinschränkungen oder Schmerzen nach Trauma
▶ Suchterkrankungen wie Nikotinabhängigkeit oder Essstörungen. Adjuvant bei Drogenentzug: „NADA-Schema". ⑫
▶ Allergien und andere atopische Erkrankungen
▶ Schmerzen im Kopfbereich, auch Migräne und Neuralgien
▶ Schlaf- und andere psychovegetative Störungen

Kontraindikationen

Bei Erkrankungen, bei denen andere, meist invasivere Therapieinterventionen erwiesenermaßen indiziert sind, darf die Ohrakupunktur höchstens unterstützend, jedoch nie als alleinige Therapie angewandt werden. Beispiele:

▶ Erkrankungen, bei denen eine Operationsindikation besteht
▶ Lebensbedrohliche Krankheitsbilder
▶ Schwere Infektionen oder neurologische Erkrankungen
▶ Erbkrankheiten etc.

Selbstverständlich darf nicht in verletzte Haut, z. B. bei Perichondritis, lokalem Defekt oder Entzündungen, gestochen werden. Zudem sind Punkte mit endokriner Wirkung bei einer bestehenden Schwangerschaft zu vermeiden!

Mögliche Komplikationen sind:

▶ **Kollapsgefahr:** Durch die Nähe zum äußeren Gehörgang (Vagus-Gebiet) besteht ein erhöhtes Risiko für vasovagale Kreislaufreaktionen → Nadelung nur am liegenden Patienten! Nadel möglichst nicht in Richtung Gehörgang stechen!
▶ **Infektionsgefahr:** Der Ohrknorpel besteht aus bradytrophem Gewebe (Perichondritisgefahr) → Desinfektionsmaßnahmen, engmaschige Kontrollen und der Verzicht auf Dauernadeln minimieren das Entzündungsrisiko.
▶ **Erstverschlimmerung:** Kann bei allen regulativen Therapien als kurzfristige Intensivierung der Beschwerdebilder auftreten und auf einen richtigen Therapieansatz hindeuten. Aufklärung des Patienten schützt vor unnötiger Beunruhigung.

Zusammenfassung

✖ Die Ohrakupunktur ist das in Deutschland meistverwendete Mikrosystem.

✖ Wie bei jeder MAPS-Therapie werden nur aktive Punkte behandelt.

✖ Der Behandlungsstrahl ist ein einfacher und effektiver Therapiezugang zu segmentalen Störungen.

✖ Das Indikationsspektrum gleicht dem der Körperakupunktur, hat jedoch eigene Schwerpunkte, z. B. Suchtbehandlung oder Allergien.

YNSA

YNSA steht für „Neue Schädelaku-punktur nach Yamamoto".

Lokalisation der Punkte

Der japanische Arzt Toshikatsu Yama-moto entdeckte Punktsysteme auf dem Schädel, die mit den klassischen Zonen der japanischen Bauchdeckendiagnostik korrelieren. Daraus entwickelte er ein System somatotopischer Felder, die sog. **Ypsilon-Punkte** (■ Abb. 1).
Neben den Ypsilon-Arealen entdeckte Yamamoto noch ein weiteres Mikro-system am Kopf, das speziell das Be-wegungssystem somatotopisch zur Darstellung bringt: die **Basispunkte** (■ Abb. 2).

Praktische Anwendung

Gerade die Basiszonen an der Gesicht-Haar-Grenze sind einer Palpation gut zugänglich. Mit der Seite des Zeige-fingers wird der empfindliche Maximal-punkt ertastet – oft sind auch kleinste Gewebsverquellungen zu spüren – und anschließend punktgenau genadelt. Die Nadel kann dabei einige Millimeter am

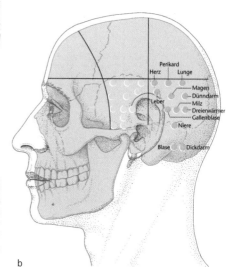

■ Abb. 1: Die Repräsentation der zwölf Leitbahnen a) in der japanischen Bauchdiagnostik und b) im Ypsilon-Areal an der Schädelseite. [8]

Periost der Schädelkalotte entlang-geschoben werden. Besondere Einsatz-gebiete der YNSA sind u. a.:

▶ Akutbehandlung und Rehabilitation von Paresen (peripher und zentral)
▶ Funktionelle Störungen (eher über Ypsilon-Punkte)
▶ Schmerzzustände des Bewegungs-systems (Basispunkte)

Mundakupunktur

In seiner langjährigen Tätigkeit als Hals-Nasen-Ohren-Arzt entdeckte und er-probte der deutsche Arzt Jochen Gle-ditsch viele Wechselwirkungen zwi-schen der Mundschleimhaut und dem Gesamtorganismus (■ Abb. 3) und ent-wickelte so das System der Mundaku-punktur.

Lokalisation der Punkte

In der Mundschleimhaut finden sich Punkte, die mit den zwölf Akupunktur-leitbahnen korrelieren. Zum einen fin-det man die sog. **Vestibulumpunkte** im Mundvorhof (■ Abb. 4). Hier bedient man sich der Vorstellung aus der Zahn-medizin und teilt den Mund in vier Quadranten. Jeder Vestibulumpunkt findet sich demnach viermal. Je einer Zahngruppe (Incisivi, Canini, Prämo-laren, Molaren, Weisheitszähne) ist dabei ein Leitbahnpaar zugeschrieben. Durch diese Koppelung repräsentiert das Vestibularsystem ganze Funktions-kreise, z. B. den Funktionskreis Leber/ Gallenblase im Bereich der unteren Eckzähne.
Zusätzlich zu den Vestibulumpunkten existiert die Gruppe der **Retromolar-punkte** (Syn. Neunerareale). Diese Areale erstrecken sich hinter den Weis-heitszähnen über die Wülste der Alveo-

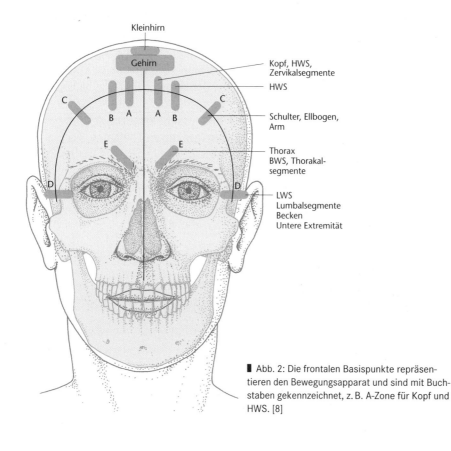

■ Abb. 2: Die frontalen Basispunkte repräsen-tieren den Bewegungsapparat und sind mit Buch-staben gekennzeichnet, z. B. A-Zone für Kopf und HWS. [8]

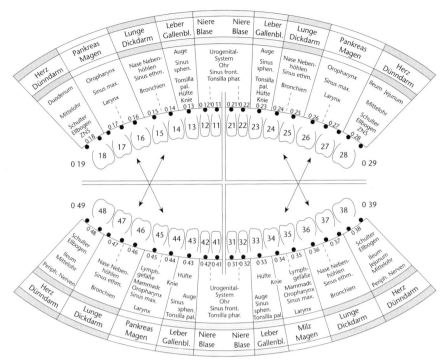

Abb. 3: Das Mikrosystem Mund und die vielfältigen Wechselbeziehungen des Kiefers zum Organismus. Viele dieser Beziehungen wurden mit Hilfe der Elektroakupunktur nach Voll (EAV) entdeckt. [8]

larfortsätze und zeichnen sich durch eine besonders gute therapeutische Wirkung, auch bei ansonsten therapieresistenten Schmerzzuständen, aus.

Praktische Anwendung

Zur Diagnostik werden die Punkte mit Handschuhen oder Fingerling enoral palpiert! Zur Punkttherapie erfolgt die Injektion eines schwach potenzierten Lokalanästhetikums am gefundenen Irritationspunkt. Bewährte Indikationen der Mundakupunktur sind z. B.:

▶ Infektanfälligkeit
▶ Funktionelle Störungen (von Respirations- und Verdauungssystem)

▶ Beschwerden entlang der gesamten Wirbelsäule, inkl. ISG
▶ Trigeminusneuralgie, atypischer Gesichtsschmerz
▶ Erkrankungen der oberen Atemwege (allergisch, akut und chronisch)
▶ Störungen des Kiefergelenks, Kraniomandibuläre Dysfunktion

Handlinie V

Im Bereich des Metacarpale V, der sog. **Dü3-Zone** (▉ Abb. 2, S. 66/67), finden sich therapeutisch wertvolle Punkte, die in ihrer Wirkweise (Fern- und Sofortwirkung auf entfernte Bereiche, Auslöschphänomen) den Definitionen der MAPS entsprechen. Bewährte Indikationen und Besonderheiten dieses Mikrosystems sind:

▶ Funktionseinschränkungen und Schmerzen des stomatognathen Systems (Kiefergelenk und Kaumuskulatur): Punkte im Areal um Dü2
▶ Psychotrope Wirkung der Punkte zwischen Dü2 und Dü3
▶ Funktionsstörungen im Schulter- und Ellbogengelenk: Diese Punkte liegen zwischen Dü3 und Dü4
▶ Im Bereich von Dü3: Punkte mit starker Wirkung auf Schmerzen in der HWS

Hinweis: Die Detektion muss mit einem sehr feinen Instrument oder mit der Very-Point-Methode durchgeführt werden, um die empfindlichen Maximalpunkte aufzuspüren. Bei einer vorliegenden Störung kann allein schon die Palpation mit der Nadel als sehr schmerzhaft empfunden werden und einen therapeutischen Reiz auslösen.

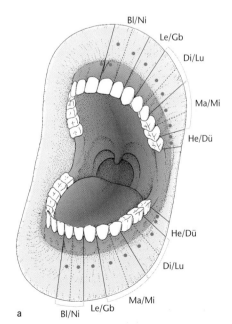

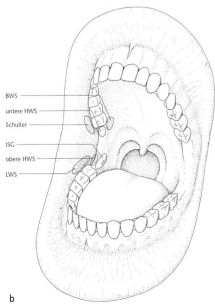

Abb. 4: a) Die genaue Lokalisation der Vestibulumpunkte und deren Zugehörigkeit zu einzelnen Funktionskreisen. b) Die Retromolarpunkte und ihre Einflussgebiete. [8]

Weitere MAPS II

ECIWO an der Handlinie II

Dieses Somatotop (■ Abb. 1) projiziert den menschlichen Körper mitsamt Segmentetagen und Funktionskreisbezügen auf den zweiten Mittelhandknochen (Metacarpale II). Der Biologe Yingqing Zhang, Beschreiber dieses MAPS, sieht das in der Natur auftretende Phänomen der **Selbstähnlichkeit** als Grundlage dieses speziellen wie auch aller anderen Mikrosysteme. Die Abkürzung ECIWO steht für „embryo containing information of the whole organism" und soll verdeutlichen, dass alle Mikrosysteme embryonalen Ursprungs sind und somit informative und potentiell regenerative Kräfte besitzen.

Praktische Anwendung

Durch kräftige digitale Palpation entlang der Strecke des Metacarpale II können erstaunlich oft empfindliche Punkte detektiert werden, wobei sich die fünf in ■ Abb. 1 dargestellten Regionen meist gut voneinander abgrenzen lassen. Anfänglich erhobene Palpationsbefunde können so auch zur Therapiekontrolle dienen. Bei der Behandlung der druckempfindlichsten Punkte kommt die Akupunkturnadel dicht am Knochen zum Liegen.

Neben der günstigen Beeinflussung vieler funktioneller Störungen und Schmerzzustände sind als Indikationen noch hervorzuheben:

▶ Trigeminusneuralgie und Migräne
▶ Stimulation des Immunsystems
▶ Wirkungsverstärkung anderer regulativer Therapieformen

Hinweis: Der Akupunkturpunkt Di4 liegt zwar in der Nähe des ECIWO-Bereichs, ist jedoch in Lokalisation und Wirkung nicht mit diesem identisch.

NPSO

NPSO – als MAPS der unteren Extremitäten – steht für „Neue Punktuelle Schmerz- und Organtherapie" und beruht auf den Erfahrungen des Neuraltherapeuten Rudolf Siener. Dieser fand

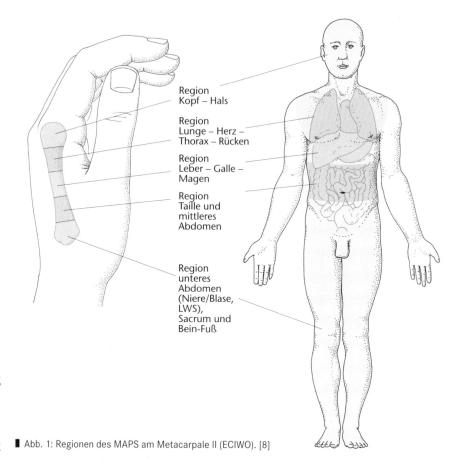

■ Abb. 1: Regionen des MAPS am Metacarpale II (ECIWO). [8]

im Bereich des Unterschenkels sehr effektive Therapiepunkte mit schmerzlindernder Wirkung an entfernten Zielgebieten. Die systematische Testung führte zur Erkenntnis, dass die **gesamte Wirbelsäule,** inkl. Kopf, **entlang der unteren Extremität** repräsentiert ist. Oben entspricht die Patellagegend dem Gesichtsbereich, und unten wird die

Beckenregion auf den Fersenbereich projiziert (■ Abb. 2).
Im Bereich des Sprunggelenks finden sich weitere Punktareale: Bei Hüft- oder Knieproblemen wie Schmerzen, Sehnen- oder Muskelverkürzungen lassen sich hier – im Bereich des Innen- und Außenknöchels (■ Abb. 3) – aktive Irritationspunkte finden.

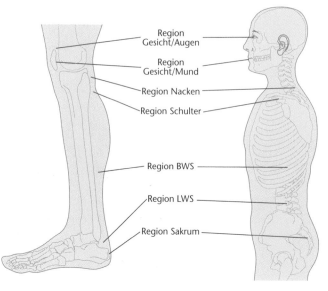

■ Abb. 2: NPSO: die Entsprechungen der Unterschenkelregion nach Siener. [8]

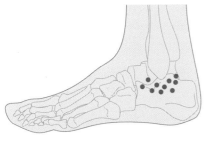 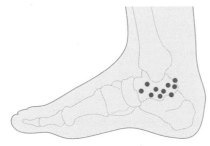

▌ Abb. 3: Punktareale an den Malleoli lateralis und medialis, die zur Therapie bei Hüft- und Knie-beschwerden eingesetzt werden. [8]

Praktische Anwendung

Der Patient sollte in entspannt liegender Position gelagert werden. Die Punkt-suche verläuft wie bei den meisten anderen Mikrosystemen mit Hilfe eines feinen Tastinstruments oder einer Nadel. Die wirksamsten Punkte sind diejenigen, die schon auf minimale Berührung mit starkem Schmerzreiz antworten. Siener therapierte diese Reaktionspunkte, indem er mit einer feinen Kanüle ein Lokalanästhetikum injizierte. Die Verwendung einer Akupunkturnadel ist jedoch genauso wirksam und für den Patienten ver-träglicher. Bewährte Indikationen sind z. B.:

▌ Knie- und Hüftprobleme, auch Arthro-sen im Frühstadium
▌ Myofasziale Schmerzsyndrome

Alarmpunkte *(Mu)* und Zustimmungspunkte *(Shu)*

Diese beiden Punktekategorien stellen ein **Bindeglied** dar zwischen der klas-sischen Leitbahnakupunktur und dem Verständnis moderner Mikrosysteme. Durch die gesamte Abbildung der zwölf inneren Organe auf genau umschrie-bene Gebiete (▌ Abb. 4) weisen diese beiden Syteme somatotopische Quali-täten auf. Deren Wechselwirkungen mit den Mikrosystemen haben sich in der Therapie bestätigt.
Neben ihrer Wechselwirkung mit den TCM-Funktionskreisen stellen die Alarm- und Zustimmungspunkte auch eine Beziehung zur westlichen Segment-therapie (▌ Abb. 5) her.

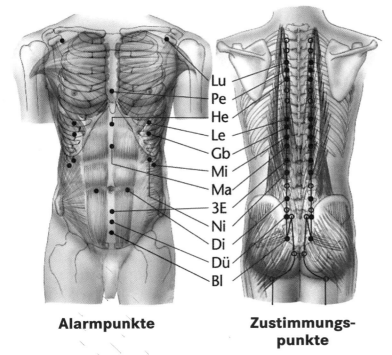

Alarmpunkte **Zustimmungs-punkte**

▌ Abb. 4: Darstellung von Alarmpunkten (*Mu*-Punkten) und Zustimmungspunkten (*Shu*-Punkten). [4]

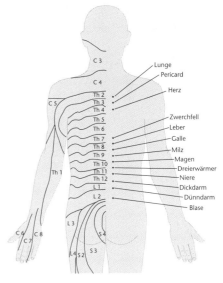

▌ Abb. 5: Beziehungen der *Shu*-Punkte zu den Zonen der westlichen Segmenttherapie. [8]

Zusammenfassung

✖ Auf allen Körperteilen können Mikrosysteme gefunden werden, die sich jedoch in ihrer therapeutischen Wirksamkeit unterscheiden.

✖ Die Kenntnis verschiedener MAPS erweitert das Therapiespektrum.

✖ Die *Mu*- und *Shu*-Punkte fungieren als Bindeglied zwischen klassischer Akupunktur und MAPS-Therapie.

C Darstellung wichtiger Akupunkturpunkte

Die auf den folgenden Seiten vorgestellten Punkte sind eine individuelle Auswahl des Autors und erheben keinen Anspruch auf Vollständigkeit. Sie sollen einen ersten Eindruck der Vielfalt der Indikationen sowie ein grundlegendes Verständnis der Leitbahnverläufe vermitteln. Die Bilder können und wollen kein Ersatz sein für einen Akupunkturatlas! Aus diesem Grunde wurde auch auf genaue Lokalisationshinweise und Angaben zur Stichtechnik verzichtet. Der interessierte Leser soll animiert werden, die abgebildeten Punkte zu ertasten und so sein diagnostisch-palpatorisches Können zu schulen. Durch Massage der genannten Punkte (Akupressur) können auch schon leichte therapeutische Reize ausgelöst werden. Das Stechen von Akupunkturnadeln soll hier nicht propagiert werden! Es muss von erfahrenen Therapeuten in entsprechenden Kursen erlernt werden!

Zur Nomenklatur: Jedem Punkt wurde – meist entsprechend seinen Wirkungen, manchmal auch in Anlehnung an die klassischen chinesischen Bezeichnungen – eine kurze Beschreibung neben seine „Hausnummer" (s. S. IX) gesetzt. Die als Funktionen aufgelisteten Wirkungsweisen sind im Sinne der TCM zu verstehen, wohingegen die Indikationen Beispiele für westliche Krankheitsbilder und Einsatzgebiete geben.

Die Lungenleitbahn in der Behandlung

> Steckbrief: Yin-Leitbahn (*Tai Yin* der Hand), 11 Punkte, Yang-Partner = Dickdarm, Achsenpartner = Milz, Abkürzung: Lu.

▶ **Beschwerden im Leitbahnverlauf:** Schmerzen von Brust, (ventraler) Schulter und Innenseite des gesamten Arms (inkl. Ellbogen); Beschwerden von Daumen und (volarem) Handgelenk

▶ Einfluss auf den **Funktionskreis Lunge/Dickdarm** durch die Leitbahnpunkte und den inneren Leitbahnverlauf

▶ Eine komplette Darstellung des Leitbahnverlaufs findet sich auf S. 32/33.

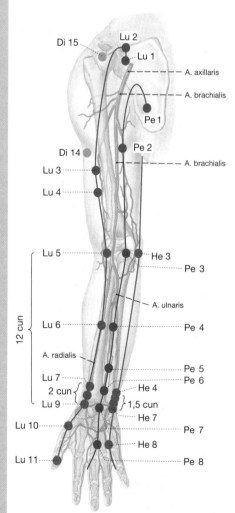

■ Abb. 1: Der gesamte Verlauf der Lu-LB anatomisch. [3]

Wichtige Punkte im Einzelnen

Lu1 und Lu2 für Lunge, Brust und Schulter

■ Abb. 1; ■ Abb. 1 u. 2, S. 70

Indikationen: Erkrankungen des Respirationstrakts (z. B. Ventilationsstörungen, Asthma, Atemwegsinfekte), Schulter- und Thoraxschmerzen, Tonsillitis.
Funktionen: verteilen und senken das Lungen-Qi ab, beenden Husten, vertreiben Hitze und Schleim.
Hinweis: Triggerpunkte im M. pectoralis minor; Lu1 ist Alarm-*Mu*-Punkt der Lunge.

Lu5 kühlt

■ Abb. 1 u. 2; ■ Tab. 1; ■ Abb. 1 u. 2, S. 70

Indikationen: Schmerzen in Ellbogen und Arm, Husten, Hämoptysis, Hitze-Prozesse in Hals und Lunge (z. B. Tonsillitis, Bronchitis).
Funktionen: beseitigt Lungen-Hitze und Fülle-Zustände, senkt gegenläufiges Lungen-Qi ab, nährt das Lungen-Yin.
Hinweis: Lokalisation in der Ellenbeuge, radial der Bizepssehne.

Lu7 wirkt auf den Nacken

■ Abb. 1 u. 2; ■ Tab. 1; ■ Abb. 1 u. 2, S. 70

Indikationen: wichtiger Fernpunkt für den gesamten Thoraxbereich! Handgelenksbeschwerden, Kopfschmerz, Nackensteifigkeit, Husten, Trauer.
Funktionen: reguliert das Lungen-Qi, fördert das Schwitzen, vertreibt pathogene Faktoren, stützt das Yin durch Aktivierung des KG.

Hinweis: Öffnungspunkt des Konzeptionsgefäßes (KG), Verbindungspunkt zur Dickdarm-LB (*Luo*-Punkt).

Lu9 als Meisterpunkt der Gefäße

■ Abb. 1 u. 2; ■ Tab. 1; ■ Abb. 1 u. 2, S. 70; ■ Abb. 1, S. 66

Indikationen: Erkrankungen des Respirationstrakts, Gefäßerkrankungen (PAVK, M. Raynaud), Arrhythmien, Handgelenksaffektionen.
Funktionen: stärkt Lungen-Qi und Lungen-Yin (wichtigster Punkt), bekämpft Wind und Schleim, fördert Qi- und Blut-Zirkulation.
Hinweis: Quellpunkt der Lu-LB.

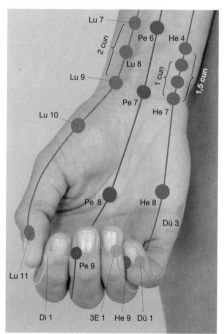

■ Abb. 2: Punkte der Handinnenseite inkl. Lu7 und Lu9. [3]

Kombination	Indikation und Erklärung
Lu5 + Di11	Yin/Yang-Kombination, beseitigen Hitze
Lu5 + Ni6	Bei Yin-Mangel
Lu7 + Lu9	Bei chronischem Husten, Kombination aus Quell- und Verbindungspunkt
Lu9 + Bl13	Bei chronischen Lungenbeschwerden (Quell- + *Shu*-Punkt)
Zusätzlich Ren17	Reguliert den Qi-Fluss im Thorax, unterstützt bei Lungenproblemen
Zusätzlich He7	Bei emotionaler Mitbeteiligung (Trauer)

■ Tab. 1: Punktkombinationen zur Wirkverstärkung.

Die Dickdarmleitbahn in der Behandlung

Steckbrief: Yang-Leitbahn (*Yang Ming der Hand*), 20 Punkte, Yin-Partner = Lunge, Achsenpartner = Magen, Abkürzung: Di.

▶ **Beschwerden im Leitbahnverlauf:** Schmerzen im Bereich von Hand (radial), Unterarm, Ellbogen (lateral), Oberarm und (frontaler) Schulter; Beschwerden von Hals, Kiefer, Gesicht und Nase
▶ Einfluss auf den **Funktionskreis Lunge/Dickdarm** durch die Leitbahnpunkte und den inneren Leitbahnverlauf
▶ Eine komplette Darstellung des Leitbahnverlaufs findet sich auf S. 32/33.

Hinweis: Die Dickdarmleitbahn spielt eine wichtige Rolle bei der Elimination pathogener Faktoren. Aus diesem Grund werden einige der unten aufgeführten Punkte mit ableitenden Nadeltechniken stimuliert.

Wichtige Punkte im Einzelnen

Di4 „Großer Öffner und Eliminator"

▮ Abb. 3, ▮ Tab. 2
Indikationen: der wichtigste Punkt zur Beseitigung von Schmerzen! Akupunkturanalgesie, beginnende fieberhafte Erkältungskrankheiten, Affektionen im Kopfbereich (Entzündungen, Ekzeme, Allergien).
Funktionen: beseitigt pathogene Faktoren (v. a. Wind und Hitze), öffnet die Oberfläche, beruhigt den *Shen*, bewegt das Qi.
Hinweis: der am häufigsten benutzte Akupunkturpunkt! Quellpunkt (*Yuan*-Punkt), nicht in der Schwangerschaft nadeln (Ausnahme: zur Geburtserleichterung).

Di11 kühlt und hilft der Haut

▮ Abb. 4, ▮ Tab. 2
Indikationen: Fieber, Entzündungen, Hauterkrankungen, Allergien, Schmerzen von Ellbogen, Oberarm und Schulter.

Kombination	Indikation und Erklärung
Di4 + Le3	„Die vier Tore" – allgemeine energetische Dynamisierung
Di4 + Lu7	Bei akuter Erkältung mit Husten
Di4 + Ma44	Bei Gesichts- und Zahnschmerzen
Di4 + Di11 + Du14	Basiskombination bei Fieber
Di11 + Mi10	Basiskombination bei Allergien mit Juckreiz (Zeichen von Blut-Hitze)
Di14/Di15 + Ma38 + Di4	Bei Schulter-Arm-Syndrom im Bereich der Di-LB (ventral)
Di10 + Di20 + Lu7 + *Yin Tang**	Einfache Kombination bei Sinusitis

*Yin Tang ist ein sog. Extrapunkt (▮ Abb. 1, S. 71)

▮ Tab. 2: Punktkombinationen zur Wirkungsverstärkung.

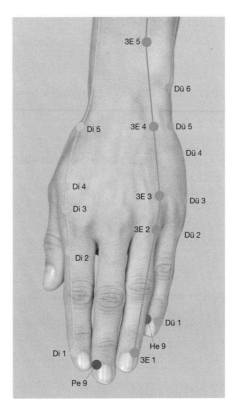

▮ Abb. 3: Di4 und weitere Punkte des Handrückens. [3]

Funktionen: Beseitigt Hitze, kühlt das Blut, allgemeine homöostatische und immunmodulierende Wirkung.
Hinweis: Der Bereich zwischen Di9 und Di11 gilt als „Immunzone": Bei entsprechenden Krankheitsbildern hier Verdichtungen im Bindegewebe (Ge-

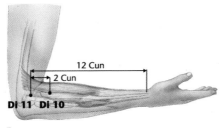

▮ Abb. 4: Di10 und Di11 am Unterarm. [4]

losen) ertasten und diese dann nadeln! Oberflächliche Reizung des Areals um Di9 (▮ Abb. 2b, S. 32/33) mindert oder beseitigt akute Halsschmerzen (Tonsillitis, Pharyngitis acuta).

Di20 befreit die Nase

▮ Abb. 3; ▮ Tab. 2; ▮ Abb. 4, S. 71
Indikationen: verstopfte oder rinnende Nase, Sinusits, Gesichtsschmerz, Allergien, Fazialisparese.
Funktionen: befreit die Nase, beseitigt äußeren Wind, kühlt Wind-Hitze.
Hinweis: Die Di-LB ist die einzige Leitbahn, die auf die kontralaterale Körperseite „kreuzt": Sie überquert die Mittellinie zwischen Di19 Di20.

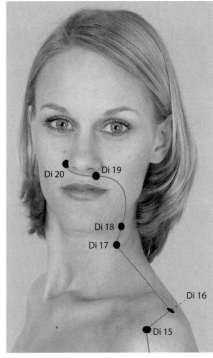

▮ Abb. 5: Verlauf der Di-LB am Hals und im Gesicht. [3]

Die Leitbahnen: Der 1. Umlauf II

Die Magenleitbahn in der Behandlung

Steckbrief: Yang-Leitbahn (*Yang Ming des Fußes*), 45 Punkte, Yin-Partner = Milz, Achsenpartner = Dickdarm, Abkürzung: Ma.

▶ **Beschwerden im Leitbahnverlauf:**
Augenerkrankungen, frontaler (*Yang Ming*) Kopfschmerz, kraniomandibuläre Dysfunktion, Gesichtsschmerzen und -paresen, Laktationsstörungen, Bauchschmerzen, Kniebeschwerden (vor allem lateral), Sprunggelenksaffektionen und Vorfußschmerzen

▶ **Einfluss auf den Funktionskreis Milz/Magen** durch die Leitbahnpunkte und den inneren Leitbahnverlauf

▶ Die komplette Darstellung des Leitbahnverlaufs findet sich auf S. 40/41.

Wichtige Punkte im Einzelnen

Ma2, Ma6 und Ma8 als lokale Gesichtspunkte

▮ Abb. 1; ▮ Tab. 1; ▮ Abb. 4, S. 71
Indikationen: Augenerkrankungen, Sinusitis, Trigeminusneuralgie (Ma2), Zahn- und Kieferschmerzen (Ma6), Schläfenkopfschmerz und Spannungszustände (Ma8).

Kombination	Indikation und Erklärung
Ma36 + Lu9	Bei Qi-Mangel der Lunge und allgemein
Ma36 + Di4	„Chinesische Grippeimpfung", immunstimulierend und stärkend
Ma36 + He7	Bei physischer und psychischer Erschöpfung
Ma44 + Di4	Bei Gesichtsschmerz; vertreibt inneren und äußeren Wind
Ma7 + Ma44	Bei Zahnschmerzen im Oberkiefer
Ma25 + KG6 + KG12	Das „Magenkreuz" bei abdominellen Beschwerden
Zusätzlich Mi6	Bei Zusammenhang mit Menstruation
Zusätzlich Pe6	Bei Übelkeit

▮ Tab. 1: Punktkombinationen zur Wirkverstärkung.

Funktionen: vertreiben pathogene Faktoren, klären die Sinne, beseitigen Stagnationen und Schmerzen.

Ma25 als wichtiger Bauchpunkt

▮ Tab. 1; ▮ Abb. 3, S. 75; ▮ Abb. 5, S. 73
Indikationen: Diarrhö, Obstipation, chronische Darmerkrankungen, Bauchschmerzen.
Funktionen: stärkt die Milz, reguliert das Qi im Abdomen, reguliert den Dickdarm.
Hinweis: Alarm-*Mu*-Punkt des Dickdarms.

Ma36 als wichtigster Punkt für den Bauch und für Energie

▮ Abb. 2, ▮ Tab. 1

Indikationen: Bauchbeschwerden aller Art, allgemeine Schwäche- und Erschöpfungszustände, Schmerzen im Bein bzw. Kniegelenk, Ödeme.
Funktionen: stärkt und reguliert das Qi von Milz, Magen und Darm, transformiert Feuchtigkeit; beseitigt pathogene Faktoren, psychovegetativ ausgleichend, immunstimulierend, allgemein stärkend und stützend.
Hinweis: einer der wichtigsten und meistbenutzten Akupunkturpunkte mit sehr breitem Wirkungsspektrum! UEP des Magens.

Ma44 kühlt Hitze und wirkt auf das Gesicht

▮ Abb. 2 u. 3; ▮ Tab. 1; ▮ Abb. 4, S. 73
Indikationen: Erkrankungen im Kopfbereich (z. B. Gesichts- und Zahnschmerz, Nasenbluten, Zahnfleischbluten, Halsentzündungen, fieberhafte Erkältungskrankheiten), Erkrankungen des Verdauungstrakts.
Funktionen: kühlt Magen-Hitze, harmonisiert Magen-Qi, stillt Schmerzen im Leitbahnverlauf, vertreibt Wind und Hitze aus dem Gesicht.

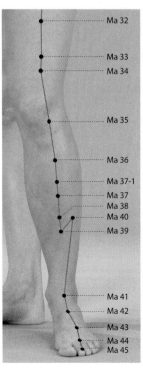

▮ Abb. 1: Verlauf der Ma-LB im Gesicht. [3]

Ma 8 · Ma 1 · Ma 2 · Ma 3 · Ma 4 · Ma 7 · Ma 6 · Ma 5 · Ma 9 · Ma 10 · Ma 11 · Ma 12 · Ma 13

Ma 32 · Ma 33 · Ma 34 · Ma 35 · Ma 36 · Ma 37-1 · Ma 37 · Ma 38 · Ma 40 · Ma 39 · Ma 41 · Ma 42 · Ma 43 · Ma 44 · Ma 45

▮ Abb. 2: Verlauf der Ma-LB am Bein. [3]

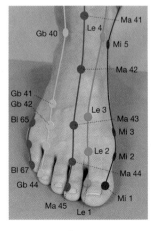

Gb 40 · Le 4 · Ma 41 · Mi 5 · Ma 42 · Gb 41 · Gb 42 · Bl 65 · Le 3 · Ma 43 · Mi 3 · Le 2 · Mi 2 · Bl 67 · Ma 44 · Gb 44 · Ma 45 · Mi 1 · Le 1

▮ Abb. 3: Ma44 und andere Punkte des Fußrückens. [3]

Die Milzleitbahn in der Behandlung

> Steckbrief: Yin-Leitbahn (*Tai Yin* des Fußes), 21 Punkte, Yang-Partner = Magen, Achsenpartner = Lunge, Abkürzung: Mi.

▶ **Beschwerden im Leitbahnverlauf:** Affektionen der Großzehe, Innenknöchel- und Sprunggelenksschmerzen, Kniebeschwerden (medial), Unterleibsbeschwerden, Spannungsgefühl bzw. Schmerzen von Thorax und Rippenregion

▶ **Einfluss auf den Funktionskreis Milz/Magen** durch die Leitbahnpunkte und den inneren Leitbahnverlauf

▶ Die komplette Darstellung des Leitbahnverlaufs findet sich auf S. 40/41.

> Häufiger Einsatz von Moxa an Punkten der Milzleitbahn, da diese bei Stärkung, Wärmung und Tonisierung eine wichtige Rolle spielen.

Wichtige Punkte im Einzelnen

Mi3 stärkt die Milz

▮ Abb. 4; ▮ Tab. 2; ▮ Abb. 4 u. 5, S. 69
Indikationen: abdominelle Beschwerden, Verdauungsprobleme, Müdigkeit, allgemeines körperliches Schwere- und Mattheitsgefühl.
Funktionen: stärkt die Milz, transformiert Feuchtigkeit, harmonisiert den mittleren 3Erwärmer.
Hinweis: Quellpunkt der Milz, wichtiger Punkt bei Schleim- und Feuchtigkeitserkrankungen.

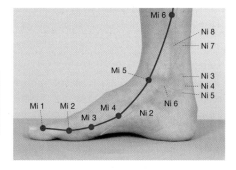

▮ Abb. 4: Verlauf der Mi-Leitbahn an der Fußinnenseite. [3]

Mi6 als wichtigster Punkt bei Beschwerden „unter der Gürtellinie"

▮ Abb. 4; ▮ Tab. 2; ▮ Abb. 4, S. 69
Indikationen: alle Formen von Menstruationsbeschwerden, Erkrankungen der Reproduktions- und Urogenitalorgane, Beschwerden der unteren Extremität, Verdauungsprobleme, Hauterkrankungen, Schlafstörungen.
Funktionen: harmonisiert und stärkt die Milz, nährt Yin und Blut, bewegt Qi und Blut, beruhigt den *Shen*, reguliert Uterus und Menstruation, löst Stagnationen im unteren 3E.
Hinweis: Kreuzungspunkt der drei Yin-Leitbahnen am Fuß, einer der am häufigsten verwendeten Punkte, relativ kontraindiziert in der Schwangerschaft.

Mi9 bei Feuchtigkeitserkrankungen

▮ Abb. 4; ▮ Tab. 2; ▮ Abb. 4, S. 69
Indikationen: Feuchtigkeits- und Wasseransammlungen (v. a. der unteren Körperhälfte), Diarrhö, Harnwegserkrankungen und Miktionsbeschwerden, Schmerzen und Funktionsstörungen der Genitalien, Schmerzen bzw. Schwellungen des Knies.

Funktionen: transformiert und beseitigt Feuchtigkeit, reguliert die Wasserwege und fördert die Diurese, wärmt den unteren 3E, reguliert die Milz.
Hinweis: Lokalisation am Unterrand des Tibiaplateaus, auf gleicher Höhe wie Gb34.

Mi10 „Meer des Blut-*Xue*"

▮ Abb. 5; ▮ Tab. 2; ▮ Abb. 4, S. 69
Indikationen: Menstruationsstörungen, Hauterkrankungen, Allergien, Pruritus, Urogenitalerkrankungen.
Funktionen: bewegt und kühlt das Blut, beseitigt Stagnationen.
Hinweis: wichtiger immunmodulierender Punkt.

Kombination	Indikation und Erklärung
Mi3 + Ma36 + KG6	Bei Diarrhö bzw. Verdauungsbeschwerden (stärken Milz und Qi)
Mi3 + Bl20	Kombination aus Quell- und *Shu*-Punkt (stärken FK Milz)
Mi6 + Le3	Bei Dysmenorrhö durch Leber-Qi-Stagnation
Mi6 + He7 + LG20	Emotionale Stabilisierung, beruhigend
Mi6 +Ma36	Klassische Kombination zur Stärkung von Milz und Magen
Mi9 + Ma40 + KG12	Beseitigen Feuchtigkeit und Schleim
Mi10 + Di11	Zur Immunmodulation, wichtige Kombination bei Allergien
Mi10 + Pe6 + KG4	Bei Blut-Stagnation im unteren 3E (Menstruationsbeschwerden)

▮ Tab. 2: Punktkombinationen zur Wirkungsverstärkung.

▮ Abb. 5: Mi9 und Mi10 an der Beininnenseite. [3]

Die Leitbahnen: Der 2. Umlauf I

Die Herzleitbahn in der Behandlung

Steckbrief: Yin-Leitbahn (*Shao Yin* der Hand), 9 Punkte, Yang-Partner = Dünndarm, Achsenpartner = Niere, Abkürzung: He.

▶ **Beschwerden im Leitbahnverlauf:** Parästhesien, Neuralgien oder Schmerzen von Schulter und Achsel; Beschwerden von Armninnenseite (ulnar), volarem Handgelenk und Kleinfinger
▶ Einfluss auf den **Funktionskreis Herz/Dünndarm** durch die Leitbahnpunkte und den inneren Leitbahnverlauf
▶ **Beachte:** Die Schmerzausstrahlung beim Angina-pectoris-Anfall ähnelt dem Verlauf der Herz- und Perikardleitbahn
▶ Die komplette Darstellung des Leitbahnverlaufs findet sich auf S. 38/39.

Wichtige Punkte im Einzelnen

He5 als Stimmungsaufheller

▮ Abb. 1; ▮ Tab. 1; ▮ Abb. 1 u. 2, S. 62
Indikationen: funktionelle Herzbeschwerden, Herzrhythmusstörungen, Sprachstörungen (Aphasie, Aphonie, akute Heiserkeit), Schlaflosigkeit mit Durst und Zungenbeschwerden, leichte Depression.
Funktionen: stärkt das Herz-Qi (Hauptpunkt) und wirkt auf die Zunge.

Kombination	Indikation und Erklärung
He5 + Mi6 + LG20	Bei Einschlafstörungen
He7 + Ni6	Verbinden von Herz und Niere (Geist und Essenz)
He7 + Bl15	Quell- und *Shu*-Punkt des Herzens
He7 + Mi6 + LG20	Beruhigend und emotional festigend
He7 + Ma36	Bei physischer und emotionaler Erschöpfung

▮ Tab. 1: Punktkombinationen zur Wirkungsverstärkung.

Hinweis: *Luo*-Verbindungspunkt zur Dünndarm-LB.

He7 „Tor des *Shen*"

▮ Abb. 1; ▮ Tab. 1; ▮ Abb. 1 u. 2, S. 62
Indikationen: sehr wichtiger Punkt zur psychischen und emotionalen Stabilisierung! Unruhe-, Angst- und Stresszustände, Gedächtnis- und Konzentrationsstörungen, Schlafstörungen, Handgelenksaffektionen.
Funktionen: Hauptpunkt zur Beruhigung und Harmonisierung des Geist-*Shen*! Stärkt Herz-Blut und Herz-Yin, klärt Hitze und Qi-Stagnationen bei sedierender Nadeltechnik, stimmungsaufhellende und beruhigende Wirkung.
Hinweis: Quellpunkt und sehr wichtiger Punkt bei jeder psychischen oder emotionalen Mitbeteiligung.

Der äußere Blasenast und He7

Auf dem äußeren Ast der Blasenleitbahn (▮ Abb. 2) liegen – parallel zu den *Shu*-

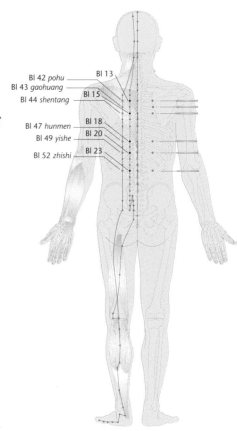

▮ Abb. 2: Punkte des äußeren Blasenasts mit besonderem Bezug zu Geistesaspekten der jeweiligen Funktionskreise. [14]

Punkten – Punkte, die einen speziellen Bezug zum Geistesaspekt des jeweiligen Funktionskreises haben (Bl42 Lunge, Bl44 Herz, Bl47 Leber, Bl49 Milz und Bl52 Niere). Durch die Kombination mit He7, dem Hauptpunkt des Geist-*Shen*, kann man auf psychoemotionale Störungsmuster, wie sie in den einzelnen Funktionskreisen beschrieben sind, einwirken. So kann beispielsweise die Kombination von Bl42 und He7 bei ungelöster Trauer, Abhängigkeiten oder einer gestörten Körperwahrnehmung (Symptome der Lunge) eingesetzt werden (Platsch⑬). ▮ Abb. 2 zeigt die entsprechenden Punkte am Rücken, die jeweils beidseitig genadelt werden.

▮ Abb. 1: Anatomische Darstellung von He5 und He7. [3]

Die Dünndarmleitbahn in der Behandlung

Steckbrief: Yang-Leitbahn (*Tai Yang* der Hand), 19 Punkte, Yin-Partner = Herz, Achsenpartner = Blase, Abkürzung: Dü.

▶ **Beschwerden im Leitbahnverlauf:** Beschwerden des Kleinfingers und der Handkante; Neuralgien, Hautaffektionen und Parästhesien der oberen Extremität: Unterarm (seitlich), Ellbogen (Olecranon-Bereich), Oberarmrückseite; Verspannungen, Schmerzen und Bewegungseinschränkungen im gesamten dorsalen Schulter-Nacken-Hals-Bereich; Kieferprobleme, Gesichtsschmerzen und Ohrenerkrankungen

▶ Einfluss auf den **Funktionskreis Herz/Dünndarm** durch die Leitbahnpunkte und den inneren Leitbahnverlauf

▶ Die komplette Darstellung des Leitbahnverlaufs findet sich auf S. 38/39.

Wichtige Punkte im Einzelnen

Dü3 stärkt den Rücken

▌ Abb. 3; ▌ Tab. 2; ▌ Abb. 2, S. 62; ▌ Abb. 3, S. 63

Indikationen: Lumboischialgie, HWS-Beschwerden (z. B. Torticollis) und Okzipitalkopfschmerz, Schmerzen entlang der gesamten Wirbelsäule, fieberhafte Erkältungskrankheiten.

Funktionen: aktiviert das Lenkergefäß (LG) und unterstützt so den Rücken und das Yang, vertreibt pathogene Faktoren (v. a. Wind und Hitze), stärkt den *Shen* und gibt so auch emotionalen Halt, wirkt auf Gesicht und Ohr.

Hinweis: sehr wichtiger Punkt, der besonders in akuten Fällen wirksam ist.

Die Dü3-Zone als Mikrosystem

In der Nähe des Punkts Dü3 (▌ Abb. 3, ▌ Tab. 2) befinden sich mehrere Punkte mit spezifischen Wirkungen: Sog. Satellitenpunkte sind in der Lage, die oben beschriebenen Wirkungen von Dü3 zu verstärken. Außerdem finden sich in diesem Areal noch weitere Punkte mit Fernwirkung auf das Bewegungssystem

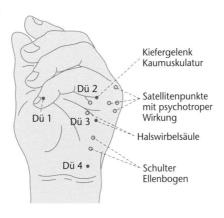

▌ Abb. 3: Die Dü3-Zone im Bereich von Metacarpale V. [8]

und den Mund-Kiefer-Bereich (MAPS der Handlinie V). Da dieses Mikrosystem leicht zugänglich ist, empfiehlt es sich, bei entsprechender Indikation hier mit der Very-Point-Methode (s. S. 50/51) nach empfindlichen Punkten zu suchen und diese ggf. in die Therapie einzubeziehen.

Dü11, Dü12, Dü14

▌ Abb. 4, ▌ Tab. 2
Beispiele für Akupunkturpunkte, die als **Triggerpunkte** (TP) bei myofaszialen Schmerzen zum Einsatz kommen: Dü11 ist TP im M. infraspinatus, Dü12 ist TP im M. supraspinatus, Dü 14 ist TP im M. levator scapulae.

Indikationen: Schmerzen und Bewegungseinschränkung der Schulter und der Nackenregion.

Funktionen: entspannen die Muskeln und Sehnen, beseitigen Schmerzen und pathogene Faktoren.

Hinweis: Auslösung einer Muskelzuckung (twitch response) während der Nadelung möglich. Siehe auch Triggerpunktakupunktur (s. S. 48/49).

Dü19 als einer der „EDGar-Punkte"

▌ Tab. 2; ▌ Abb. 4, S. 71

▶ **Hinweis:** Wichtiger Punkt bei Gesichts- und Ohrerkrankungen. Siehe Ausführung bei 3E21, S. 71.

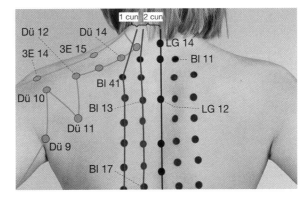

▌ Abb. 4: Verlauf der Dü-LB entlang der Schulterrückseite. [3]

Kombination	Indikation und Erklärung
Dü3 + Bl10	Fern- und Nahpunkt bei HWS-Beschwerden
Dü3 + 3E5	Fernpunkte bei Erkrankungen des Ohres
Dü3 + Dü11 + Dü12 + Dü19	Beispiel zur Aktivierung der Dü-Leitbahn: „Schlüssel-Schloss-Regel", z. B. bei Schulter-Arm-Syndrom

▌ Tab. 2: Punktkombinationen zur Wirkungsverstärkung.

Die Leitbahnen: Der 2. Umlauf II

Die Blasenleitbahn in der Behandlung

Steckbrief: Yang-Leitbahn (*Tai Yang* des Fußes), 67 Punkte, Yin-Partner = Niere, Achsenpartner = Dünndarm, Abkürzung: Bl.

▶ Beschwerden im Leitbahnverlauf: Augenerkrankungen, Kopfschmerzen (frontal, okzipital und im Scheitelbereich), Schmerzen bzw. Bewegungseinschränkung entlang dem gesamten Rücken (z. B. HWS-Syndrom, pseudoradikuläre Beschwerden, Neuralgien, Lumbalgie etc.), dorsale Hüft- und Knieprobleme, Schmerzen bzw. Empfindungsstörungen und Hautveränderungen entlang der Beinrückseite, Affektionen des Sprunggelenks (lateral) und der Fußaußenseite (5. Strahl)
▶ Einfluss auf den Funktionskreis Niere/Blase durch die Leitbahnpunkte und den inneren Leitbahnverlauf
▶ Die komplette Darstellung des Leitbahnverlaufs findet sich auf S. 34/35. Beachte den Beginn der Bl-Leitbahn im Gesicht (▮ Abb. 4, S. 71).

Wichtige Punkte im Einzelnen

Bl10 als Nackenregulierer

▮ Abb. 1; ▮ Tab. 1; ▮ Abb. 2, S. 72
Indikationen: Nackensteife und andere HWS-Beschwerden, Kopfschmerz (v. a. okzipital), Augen- und Nasenerkrankungen, Gleichgewichtsstörungen, hoher Sympathikotonus.
Funktionen: vertreibt Wind und Kälte, entspannt Sehnen und Muskulatur, klärt die Augen und den Kopf.
Hinweis: verstärkt die Wirkung von Bl2 (▮ Abb. 4, S. 71) auf Auge und Nase. Regulative Wirkung auf den mus-

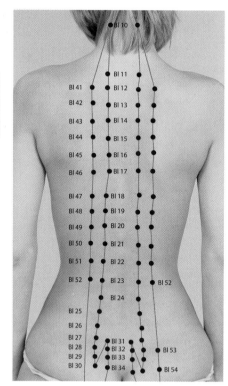

▮ Abb. 1: Der „zweispurige" Verlauf der Bl-LB am Rücken inkl. aller *Shu*-Punkte und Bl10. [3]

kulären Gesamttonus und auf das Vegetativum (wirkt eher auf den Parasympathikus) durch die Lage über dem Nackenrezeptorenfeld (vgl. Hinweis bei Gb20).

Die *Shu*-Punkte

Auf der Blasenleitbahn (innerer Ast) liegen die *Shu*-Punkte (Zustimmungspunkte) der inneren Organe. Diese Punkte sind **sehr wichtig,** besonders für die Therapie von **Funktionskreisstörungen.** Die Übereinstimmung östlicher Empirie (*Shu*-Punkte) und westlicher Empirie (Segmente) bestätigt die Bedeutung dieser paravertebralen Punkte für die Therapie. Abbildungen und weitere Ausführungen zu den *Shu*-

Punkten finden sich auf den S. 42/43 und 58/59.

Bl40 bei Lumbago und Hitze

▮ Abb. 2, ▮ Tab. 1
Indikationen: wichtigster Fernpunkt bei LWS-Beschwerden (Lumbalgie); Rückenschmerzen; Kniebeschwerden; Schmerzen, Schwäche bzw. Paresen der unteren Extremität; Hauterkrankungen (wie Urtikaria, Allergien, Ekzeme).
Funktionen: beseitigt Stagnationen (von Qi und Blut), klärt Hitze, stärkt den unteren Rücken und die Knie.
Hinweis: Eher bei Fülle- und Hitze-Symptomatik (z. B. akuter pochender LWS-Schmerz) einsetzen (vgl. Bl60)!

Bl60 bei Schwäche und Kälte

▮ Abb. 2, ▮ Tab. 1
Indikationen: Kopfschmerzen, Beschwerden des gesamten Rückens (besonders HWS), Affektionen des Sprunggelenks und der Ferse, Sehstörungen; Menstruationsstörungen, Plazentalösungsstörungen, Schwäche bzw. Atrophie der unteren Extremität.
Funktionen: wichtigster Fernpunkt für alle Schmerzen im Verlauf der Bl-LB! Stärkt die Nieren, bewegt das Blut (besonders im Uterus), leitet Feuchtigkeit aus.
Hinweis: Lokalisation zwischen Malleolis lateralis und Achillessehne, eher bei Schwäche- und Kälte-Schmerzen einsetzen!

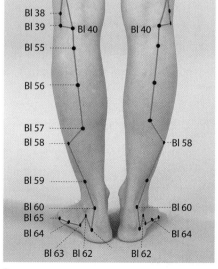

▮ Abb. 2: Verlauf der Bl-LB an der Beinrückseite. [3]

Kombination	Indikation und Erklärung
Bl2 + Di20 + *Yin Tang**	Klassische Kombination bei Sinusitis
Bl2 + Bl10	Vorn-hinten-Kombination bei Scheitelkopfschmerz
Bl40 + Dü3	Fernpunkte bei akuter Lumbalgie
Bl40 + Mi10 + Di11	Bei floridem Ekzem aufgrund von Blut-Hitze
Bl60 + Bl10	Fern- und Nahpunkt bei Okzipitalkopfschmerz
*Yin Tang ist ein sog. Extrapunkt (▮ Abb. 4, S. 71)	

▮ Tab. 1: Punktkombinationen zur Wirkungsverstärkung.

Die Nierenleitbahn in der Behandlung

Steckbrief: Yin-Leitbahn (*Shao Yin* des Fußes), 27 Punkte, Yang-Partner = Blase, Achsenpartner = Herz.

▶ **Beschwerden im Leitbahnverlauf:**
Beschwerden an der Fußsohle und Fußinnenseite, Sprunggelenkserkrankungen (medial), Knieprobleme (medial, Sehnenansätze), Erkrankungen der äußeren Genitalien, Schmerzen im Sternumbereich

▶ **Einfluss auf den Funktionskreis Niere/Blase** durch die Leitbahnpunkte und den inneren Leitbahnverlauf

▶ Die komplette Darstellung des Leitbahnverlaufs findet sich auf S. 34/35.

Wichtige Punkte im Einzelnen

Ni1 „Sprudelnde Quelle"

Hinweis: Nadelung nur als Notfallpunkt (z. B. bei Kollaps) – sonst Einsatz von Moxa! Wichtiges Energiezentrum beim Qigong und Tai-Chi (▌ Abb. 3).

Ni3 stärkt den Funktionskreis Niere

▌ Abb. 4 u. 5; ▌ Tab. 2; ▌ Abb. 4, S. 65
Indikationen: Schwäche- und Erschöpfungszustände, allgemeines Kältegefühl, chronische LWS- und Kniebeschwerden,

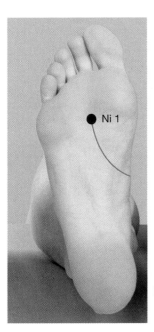

▌ Abb. 3: Ni1 auf der Fußsohle. [3]

Kombination	Indikation und Erklärung
Ni3 + Ma36 + KG6	Bei Kälte der unteren Körperhälfte (Moxa!)
Ni3 + Bl23	Stärkung des Nieren-FK (Quell- und *Shu*-Punkt)
Ni6 + He7	Herz-Nieren-Achse: Geist und Essenz (wieder)vereinen!
Ni6 + Bl62	Yin/Yang-Ausgleich, Spannungsregulation im Fußgelenk
Ni7 + Di4	Induzieren Schwitzen (bei ableitender Nadelstimulation)
Ni7 + Mi3 + Kg12	Beseitigen bzw. transformieren Feuchtigkeit in den Beinen

▌ Tab. 2: Punktkombinationen zur Wirkungsverstärkung.

Schwerhörigkeit, Knochen- und Zahnleiden, Inkontinenz, Menstruationsbeschwerden, Sexualfunktionsstörungen (Infertilität, Erektions- und Ejakulationsprobleme).
Funktionen: Hauptpunkt zur Stärkung der Niere (stärkt und harmonisiert Yin und Yang), unterstützt die Essenz-*Jing*, stabilisiert den Geist-*Shen*, kühlt (Yin-Mangel-)Hitze.
Hinweis: Quellpunkt, wirkt psychovegetativ ausgleichend, liegt „gegenüber" von Bl60.

Ni6 stärkt das Yin

▌ Abb. 4 u. 5; ▌ Tab. 2; ▌ Abb. 4, S. 65
Indikationen: Symptome, die mit Trockenheit einhergehen (besonders der Augen und Schleimhäute), Schlafstörungen, Nachtschweiß, Störungen von Menstruation und Klimakterium, Fuß- und Sprunggelenksprobleme.
Funktionen: stärkt und nährt das Nieren-Yin und somit das Yin des gesamten Körpers! Reguliert den Uterus und die Menstruation, klärt den Geist-*Shen*, unterstützt den Rachen.
Hinweis: Öffnungspunkt des außerordentlichen Gefäßes *Yin Qiao Mai*.

Ni7 reguliert das Schwitzen

▌ Abb. 4, ▌ Tab. 2
Indikationen: Störungen der Schweißsekretion, Lumbago mit Kälte, Urogenitalbeschwerden (z. B. Zystitis, Spermatorrhö, Inkontinenz), Ödeme der Beine, Antriebslosigkeit, geistige und körperliche Erschöpfung.
Funktionen: stärkt die Niere (besonders das Nieren-Yang), kann Schwitzen induzieren und hemmen, beseitigt Feuchtigkeit.

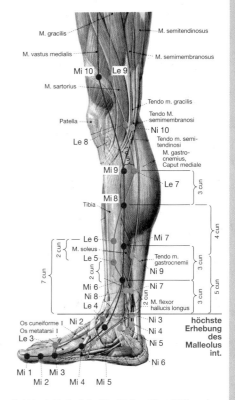

▌ Abb. 4: Verlauf der Yin-LB (Le, Mi und Ni) an der Beininnenseite. [3]

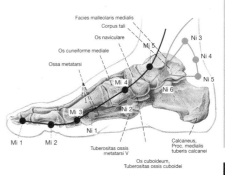

▌ Abb. 5: Anatomische Darstellung von Ni3 und Ni6. [3]

Die Leitbahnen: Der 3. Umlauf I

Die Perikardleitbahn in der Behandlung

> Steckbrief: Yin-Leitbahn (*Jue Yin* der Hand), 9 Punkte, Yang-Partner = 3Erwärmer, Achsenpartner = Leber, Abkürzung: Pe.

▶ **Beschwerden im Leitbahnverlauf:** Schmerzen und Engegefühl von Brust-, Thorax- und Achselregion; Interkostalneuralgie; Beschwerden der gesamten Arminnenseite (Parästhesien, Bewegungseinschränkung etc.), Ellbogenbeschwerden, Sehnenerkrankungen des Unterarms, Handgelenksbeschwerden und Schmerzen der Handinnenfläche

▶ **Einfluss auf den Funktionskreis Perikard/3Erwärmer:** Anwendung bei Kreislaufschwäche, Herzrhythmusstörungen (besonders Tachykardie), kardiovaskulärem Syndrom und vielen psychovegetativen Störungen

▶ **Beachte:** Die Schmerzausstrahlung bei akuter Angina pectoris ähnelt dem Verlauf der Herz- und Perikardleitbahn.

Wichtige Punkte im Einzelnen

Pe6 harmonisiert Thorax und Epigastrium

▌ Abb. 1 u. 2; ▌ Tab. 1; ▌ Abb. 1 u. 2, S. 62

Indikationen: Übelkeit und Erbrechen (auch Reisekrankheit), abdominelle Beschwerden, Thorax- und Atemschmerzen, Angina pectoris, Palpitationen, funktionelle Herzbeschwerden, Kreislauflabilität, vegetative Störungen mit depressiver Verstimmung.
Funktionen: reguliert den Qi-Fluss besonders in Thorax und Abdomen, stärkt das Herz, harmonisiert den Magen, beruhigt den *Shen*.

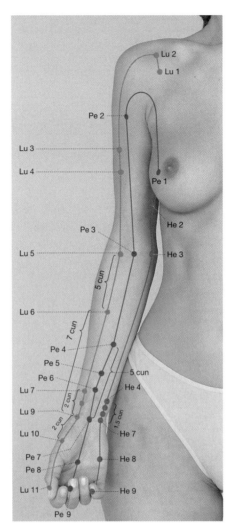

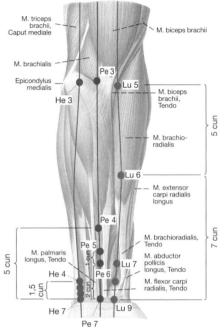

▌ Abb. 1: Die Yin-Leitbahnen des Arms (Herz, Perikard und Dünndarm). [3]

▌ Abb. 2: Anatomische Darstellung von Pe3–Pe7. [3]

Hinweis: Sehr wichtiger Punkt mit breitem Wirkspektrum! Wirksamkeit in vielen Studien nachgewiesen (z. B. bei Schwangerschaftsübelkeit und postoperativem Erbrechen). Starke psychisch ausgleichende Wirkung.

Pe7 beruhigt

▌ Abb. 1 u. 2; ▌ Tab. 1; ▌ Abb. 1 u. 2, S. 62

Indikationen: Palpitationen, Unruhezustände, psychische Anspannung, Schlaflosigkeit, Epilepsie, Handgelenksbeschwerden, Sehnenerkrankungen (Karpaltunnelsyndrom).
Funktionen: reguliert und beruhigt das Herz und den Geist-*Shen*, kühlt Blut und Herz-Feuer, beseitigt Stagnationen.
Hinweis: krampflösende und sedierende Wirkung. Wichtiger psychisch beruhigender Punkt!

Kombination	Indikation und Erklärung
Pe6 + Ma36 + KG12	Bei akuter Übelkeit
Pe6 + Mi6 + Le3	Bei Dysmenorrhö mit Übelkeit
Pe7 + KG20	Beruhigende Wirkung, Anxiolyse
Pe6/Pe7+ KG17	Bei innerer Unruhe mit thorakalem Beklemmungsgefühl

▌ Tab. 1: Punktkombinationen zur Wirkungsverstärkung.

Die 3Erwärmer-Leitbahn in der Behandlung

> Steckbrief: Yang-Leitbahn (*Shao Yang* der Hand), 23 Punkte, Yin-Partner = Perikard, Achsenpartner = Gallenblase, Abkürzung: 3E.

Kombination	Indikation und Erklärung
3E5 + Di4	Vertreiben äußere Faktoren im Frühstadium einer Erkältung
3E5 + 3E17+ Gb20	Fern-, Nah- und Achsenpunkt gegen *Shao-Yang*-Kopfschmerz
3E17 + Gb20	Beseitigen Wind aus dem Kopfbereich
3E21 + 3E 5	Bei Schmerzen von Ohr und Kiefergelenk

▌ Tab. 2: Punktkombinationen zur Wirkverstärkung.

▶ **Beschwerden im Leitbahnverlauf:**
Beschwerden von Ringfinger, Hand-(rückseite) und Handgelenk; Probleme des Armes und der Schulter wie Schmerzen, Parästhesien, Neuralgien, Rotationseinschränkung etc.; Kopf- und Gesichtsschmerzen, Krankheiten der Ohren und der Augen
▶ **Einfluss auf den Funktionskreis Perikard/3Erwärmer** durch die Leitbahnpunkte und den inneren Leitbahnverlauf

> Diese Yang-Leitbahn dient besonders der Abwehr und kommt oft zusammen mit der Gallenblasenleitbahn bei akuten Störungen im Gesichtsbereich zum Einsatz.

Wichtige Punkte im Einzelnen

3E5 als wichtiger Abwehrpunkt

▌ Abb. 3; ▌ Tab. 2; ▌ Abb. 3, S. 63
Indikationen: fieberhafte Er kältungs-krankheiten, Schläfenkopfschmerz, Paresen bzw. Schmerzen der oberen Extremität sowie des Schulter-Nacken-Bereichs, Ohrenerkrankungen, entzündliche Erkrankungen im Kopfbereich (z. B. Otitis, Konjunktivitis), Hauterkrankungen.
Funktionen: sehr wichtiger Punkt zur Elimination pathogener Faktoren (v. a. Wind und Hitze)! Macht die Leitbahn durchgängig, klärt Kopf und Augen.
Hinweis: Öffnungspunkt des außerordentlichen Gefäßes *Yang Wei Mai.*

3E17 „Wind-Schild"

▌ Abb. 3, ▌ Tab. 2
Indikationen: Ohrenerkrankungen (z. B. Otitiden, Hörschwäche, Tinnitus), Kopf- und Gesichtsschmerzen, Fazialisparese, Gleichgewichtsprobleme.
Funktionen: beseitigt Wind und Kälte vom Kopf, stärkt Auge und Ohr, öffnet die Sinne, fördert den Qi- und Blut-Fluss, klärt Hitze.

Hinweis: Lokalisation hinter dem Ohrläppchen, zwischen Mastoid und Unterkiefer. Die Nadelung von 3E17 beeinflusst die oberen Kopfgelenke und wirkt somit auch auf die Gesamttonuslage des Körpers.

3E21 als „Ohr-Pforte"

▌ Abb. 3, ▌ Tab. 2
Indikationen: Ohrerkrankungen, Hörschwäche, Zahnschmerzen, kraniomandibuläre Dysfunktion und andere kieferorthopädische Erkrankungen, Gleichgewichtsstörungen.
Funktionen: öffnet das Ohr und fördert das Hörvermögen, klärt Hitze.
Hinweis: Der Punkt wird bei leicht geöffnetem Mund gestochen. Punkte mit ähnlicher Wirkung auf Ohr und Kiefer sind Dü19 und Gb2 (▌ Abb. 4). Merkwort für die drei Leitbahnen „am Ohr": **EDGar** (3-**E**rwärmer, **D**ünndarm, **Gal**lenblase).

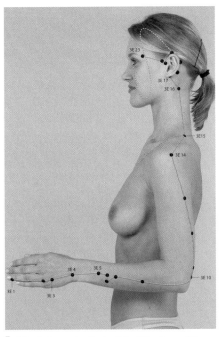

▌ Abb. 3: Gesamter Verlauf der 3Erwärmer-LB. Die gestrichelte Linie deutet einen Teil des „inneren Verlaufs" der Leitbahn an. [3]

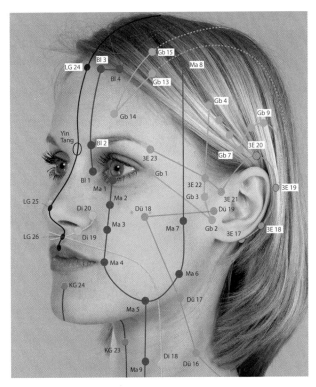

▌ Abb. 4: Topographische Darstellung der Akupunkturpunkte an Kopf und Hals inkl. 3E17 und 3E21. [3]

Die Leitbahnen: der 3. Umlauf II

Die Gallenblasenleitbahn in der Behandlung

Steckbrief: Yang-Leitbahn (*ShaoYang* des Fußes), 44 Punkte, Yin-Partner = Leber, Achsenpartner = 3Erwärmer, Abkürzung: Gb.

▶ **Beschwerden im Leitbahnverlauf:** vielfältige Symptome möglich; gesamter Bewegungsapparat – v. a. die Muskeln und großen Gelenke – kann betroffen sein: Seiten- und Hinterhauptkopfschmerz (*Shao Yang*), Hals-, Nacken-, Schulterbeschwerden, Rippen- und Flankenschmerz, Hüftprobleme, Knie- und Sprunggelenksaffektionen

▶ **Einfluss auf den Funktionskreis Leber/Gallenblase** durch die Leitbahnpunkte und den inneren Leitbahnverlauf

▶ Die komplette Darstellung des Leitbahnverlaufs findet sich auf S. 36/37.

Wichtige Punkte im Einzelnen

Gb20 als wichtigster Wind-Punkt am Kopf

■ Abb. 1 u. 2, ■ Tab. 1
Indikationen: alle Wind-Krankheitsbilder (s. S. 26/27), v. a. im Kopfbereich (z. B. Fazialisparese, Tinnitus, Allergien, Schwindel, Konjunktivitis), HWS-Syndrom, Nackenkopfschmerz und -verspannungen, fieberhafte Erkältungskrankheiten, erhöhter Sympathikotonus.
Funktionen: Hauptpunkt zur Beseitigung von innerem und äußerem Wind, harmonisiert Qi und Blut, beseitigt Hitze vom Kopf, entspannt Muskeln und Sehnen.
Hinweis: Gb20 liegt im Bereich des Nackenrezeptorenfelds mit Verbindung zu vegetativen Zentren. Dies erklärt seinen Einfluss auf die Gesamttonuslage

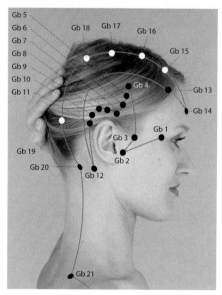

■ Abb. 1: Der gezackte Verlauf der Gb-LB am Kopf und Gb21 auf der Schulter. [3]

des Körpers, den Sympathikus und das Gleichgewichtsempfinden.

Gb21 „Schulter-Brunnen"

■ Abb. 1, ■ Tab. 1
Indikationen: Schmerzen bzw. Bewegungseinschränkung im Schulter-Nacken-Bereich.
Hinweis: wichtiges Energiezentrum in Qigong und Tai-Chi (vgl. Ni1 „sprudelnde Quelle", S. 69), Triggerpunkt des M. trapezius.

Gb34 als Meisterpunkt der Muskeln und Sehnen

■ Abb. 3, ■ Tab. 1
Indikationen: allgemein erhöhter Muskeltonus, Schmerz- und Spannungszustände des Beins und im Verlauf der

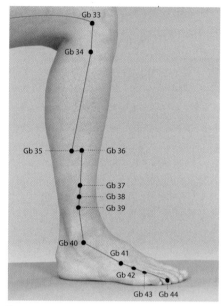

■ Abb. 3: Die Gb-Leitbahn am Bein. [3].

Leitbahn, Kniebeschwerden (lateral), Erregungszustände, Erkrankungen der Gallenblase.
Funktionen: Hauptpunkt zur Harmonisierung des Leber-Qi, entspannt die Sehnen, vertreibt pathogene Faktoren (v. a. Wind), klärt Feuchte-Hitze, psychosomatisch ausgleichend.

Gb41 als wichtiger Fernpunkt für den Kopf

■ Abb. 3 u. 4, ■ Tab. 1; ■ Abb. 3, S. 64
Indikationen: Migräne; laterale Kopf-, Hals- und Thoraxbeschwerden; Schmerzen von LWS und Hüfte; Affektionen des Fußrückens.
Funktionen: harmonisiert Leber-Qi, klärt Kopf, vertreibt Wind/Hitze.
Hinweis: Öffnungspunkt des außerordentlichen Gefäßes *Dai Mai*.

■ Abb. 2: Anatomische Darstellung des Nackens mit Gb20 und Bl10. [3]

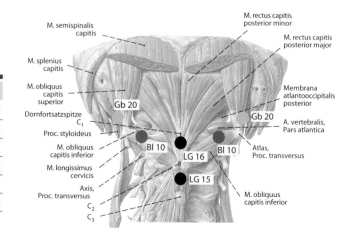

Kombination	Indikation und Erklärung
Gb14 + Gb20	Vorn-hinten-Kombination bei *Shao-Yang*-Kopfschmerzen
Gb20 + Di4	Potente Kombination bei akutem Wind-Angriff
Gb20 + Lu7 + Gb21	Nah-, Fern- und Triggerpunkt bei Nackenbeschwerden
Gb34 + Le3	Klassische Kombination bei Leber-Qi-Stagnation
Gb34 + Ma36	Kräftigung der unteren Extremität
Gb41 + 3E5	Fernpunkte bei Schläfenkopfschmerz (*Shao-Yang*-Achse)

■ Tab. 1: Punktkombinationen zur Wirkungsverstärkung.

Die Leberleitbahn in der Behandlung

Steckbrief: Yin-Leitbahn (*Jue Yin* des Fußes), 14 Punkte, Yang-Partner = Gallenblase; Achsenpartner = Perikard.

▶ **Beschwerden im Leitbahnverlauf:** Schmerzen der Großzehe und des Vorfußes, mediale Sprunggelenks- und Knieprobleme, Beschwerden der Leistenregion und der äußeren Genitalien, Flankenschmerz

▶ **Einfluss auf den Funktionskreis Leber/Gallenblase** durch die Leitbahnpunkte und den inneren Leitbahnverlauf

▶ Die komplette Darstellung des Leitbahnverlaufs findet sich auf S. 36/37.

Wichtige Punkte im Einzelnen

Le3 „Das Ventil"

▌ Abb. 4; ▌ Tab. 2; ▌ Abb. 3, S. 64
Indikationen: effektiver Fernpunkt bei Kopfschmerzen und Urogenitalbeschwerden (Dysmennorrhö!). Hypertonus, muskuläre und emotionale Spannungszustände, Obstipation und Diarrhö im Wechsel, Augenerkrankungen.
Funktionen: Hauptpunkt bei Leber-Qi-Stagnation! Bewegt das Blut, beseitigt Hitze und Wind, beruhigt und senkt ab.

Kombination	Indikation und Erklärung
Le3 + Di4	Starke Qi-Bewegung im gesamten Organismus
Le3 + Bl18	Quell- und *Shu*-Punkt bei chronischen Leberbeschwerden
Le3 + LG20	Oben-unten-Kombination bei Kopfschmerz und Erregtheit
Le8 + Mi10 +Di4	Bei (Menstruations-)Schmerzen aufgrund von Blut-Stase
Le14 + Gb34	Bei Beschwerden bzw. Schmerzen der Körperseite(n)

▌ Tab. 2: Punktkombinationen zur Wirkungsverstärkung.

Hinweis: Quellpunkt der Le-LB. Dieser Punkt kann wütende, angespannte Personen schnell „runterholen" – als ob man Luft aus einem zum Platzen gespannten Ballon ablässt. Le2 (▌ Abb. 4) hat ein ähnliches Wirkungsspektrum, wirkt aber noch effektiver bei Hitze-Symptomen der Leber (aufsteigendes Leber-Yang). Man kann auch beide Punkte mit derselben Nadel aktivieren, indem man bei Le2 einsticht und die Nadel in der Tiefe nach proximal führt.

Le8 nährt das Leber-Blut

▌ Tab. 2; ▌ Abb. 4, S. 69; ▌ Abb. 5, S. 65
Indikationen: Störungen des Blut-*Xue*, gynäkologische und urogenitale Störungen (z. B. Fluor vaginalis, Pruritus vulvae, Infektionen, Juckreiz), Sexualfunktionsstörungen (Impotenz, Frigidität), Kniebeschwerden.
Funktionen: nährt das Leber-Blut, harmonisiert das Leber-Qi, entfernt Feuch-te-Hitze aus dem unteren 3E, unterstützt die Niere.

Le14 als letzter Punkt der Umläufe

▌ Abb. 5; ▌ Tab. 2; ▌ Abb. 3, S. 75
Indikationen: Lebererkrankungen, Verdauungsbeschwerden, Interkostalneuralgie, Laktationsstörungen.
Funktionen: harmonisiert das Leber-Qi, entspannt den Thorax, löst Stagnationen und entfernt Schleim, kühlt das Blut.
Hinweis: Le14 steht am Ende der drei Umläufe (▌ Abb. 2, S. 18/19). Von hier fließt das Qi wieder zu Lu1, wo ein neuer Zyklus beginnt. Alarm-*Mu*-Punkt der Leber.

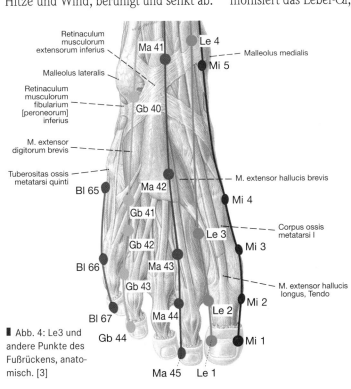

▌ Abb. 4: Le3 und andere Punkte des Fußrückens, anatomisch. [3]

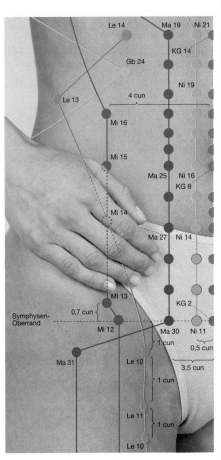

▌ Abb. 5: Die Le-LB und ihr Verhältnis zu anderen Leitbahnen des Rumpfs. [3]

Die Leitbahnen der Körpermitte

Das Lenkergefäß *(Du Mai)* in der Behandlung

> Steckbrief: außerordentliches Gefäß (s. S. 18/19), Yang-Charakter, 28 Punkte, Abkürzung: LG, chin: *Du Mai*.

▶ Als **See des Yang** steht das Lenkergefäß mit allen Yang-Leitbahnen des Körpers in Verbindung. Es **stärkt** besonders das **Nieren-Yang** und kommt deshalb beispielsweise bei Erschöpfungszuständen und Potenzstörungen zum Einsatz.

▶ **Weitere klinische Anwendungsgebiete:** Schwäche und Schmerzen der Wirbelsäule (besonders LWS), Erkältungskrankheiten und Infektanfälligkeit, Nackensteifigkeit, Kopfschmerzen, Augen- und Munderkrankungen, Entwicklungsverzögerung und Störungen der Merkfähigkeit (Wirkung auf Essenz-*Jing* und Rückenmark)

▶ **Verlauf** in der dorsalen Medianlinie: beginnt mit LG1 zwischen Steißbeinspitze und Anus und endet mit LG28 im Bereich der oberen Schneidezähne

> Durch Stechen von Dü3 (Öffnungspunkt) wird das gesamte Lenkergefäß aktiviert.

Wichtige Punkte im Einzelnen

LG4 „Tor der Vitalität"

■ Abb. 1, ■ Tab. 1

Indikationen: allgemeine und chronische Schwächezustände, Störungen der Unterleibsorgane (z. B. Impotenz, sexuelle Inappetenz, Ejakulationsstörungen, Enuresis, Fluor vaginalis, Endometriosis), LWS-Beschwerden (besonders bei Kälte- und Leere-Syndromen).
Funktionen: wichtigster Punkt zur Stärkung des Nieren-Yang! Wärmt und kräftigt den unteren Rücken, stärkt Ursprungs-Qi und Essenz-*Jing*.
Hinweis: liegt auf gleicher Höhe wie Bl23 (*Shu*-Punkte der Niere).

LG14 verbindet alle Yang-Leitbahnen

■ Abb. 1 u. 2; ■ Tab. 1; ■ Abb. 4, S. 67
Indikationen: Schmerzen und Verspan-

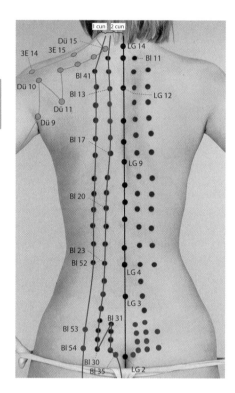

■ Abb. 1: Verlauf des Lenkergefäßes am Rücken (mit LG4, LG14 und Abschnitten der Leitbahnen Dü, 3E und Bl). [3]

nungen von Kopf, Nacken und oberem Rücken; Erkältungskrankheiten, Fieber.
Funktionen: beseitigt pathogene Faktoren (v. a. Wind und Hitze) aus den Yang-Leitbahnen, stärkt das Yang und öffnet die Oberfläche, immunmodulierende Wirkung.
Hinweis: Lokalisation direkt unterhalb des Dornfortsatzes von HWK 7 („großer Wirbel"). Moxa stärkt das Yang – ableitende Stimulationstechnik vertreibt pathogene Faktoren.

LG20 als Öffnung nach oben

■ Abb. 2, ■ Tab. 1
Indikationen: Hauptpunkt bei vegetativen Störungen im Kopfbereich (wie Schlafstörungen, Schwindel etc.), Kopfschmerzen, Sehstörungen, Aufregung bzw. Nervosität.
Funktionen: beseitigt inneren Wind, klärt und beruhigt den Geist-*Shen*, klärt die Sinne.
Hinweis: sehr häufig verwendeter Punkt! Sediert und wirkt psychisch ausgleichend; vgl. „Kronen-Chakra" in der indischen Yoga-Lehre.

Kombination	Indikation und Erklärung
LG4 + Ni23	Wärmen die Niere und geben Kraft, besonders bei Moxa-Einsatz
LG4 + KG6	Stärken und wärmen den Bauch (Vorn-hinten Kombination)
LG14 + Bl10	„Triple" für den Nacken (Nadeln bilden ein Dreieck)
LG14 +Gb21	„Triple" für die Schultern
LG14 + Di4	Bei akuten Erkältungen mit Fieber
LG20 + Ma36	Wirken psychisch ausgleichend und „erden" den Patienten
LG20 + Le3	Wirken beruhigend und beseitigen Kopfschmerz

■ Tab. 1: Punktkombinationen zur Wirkungsverstärkung.

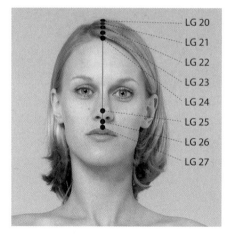

■ Abb. 2 Verlauf des Lenkergefäßes am Kopf (mit LG20). [3]

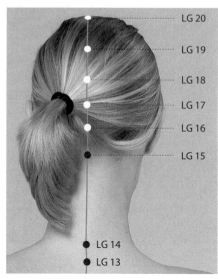

Das Konzeptionsgefäß
(Ren Mai) in der Behandlung

Steckbrief: außerordentliches Gefäß
(s. S. 18/19), Yin-Charakter, 24 Punkte,
Abkürzung: KG, chin: *Ren Mai*.

▶ Als **See des Yin** steht das Konzeptionsgefäß mit allen Yin-Leitbahnen des Körpers in Verbindung. Es kommt deshalb bei Yin-Mangel-Zuständen (mit Hitze-Symptomen, Nachtschweiß etc.) zum Einsatz.

▶ Punkte des KG haben in besonderem Maße harmonisierende (zentrierende) und kräftigende Eigenschaften und werden deshalb oft zur **psychophysischen Stabilisierung** eingesetzt.

▶ **Weitere klinische Anwendungsgebiete:** Brust- und Herzschmerzen, Lungenerkrankungen (Asthma bronchiale, Bronchitis etc.), gastrointestinale Erkrankungen, Störungen von Menstruation und Schwangerschaft, Erkrankungen des Urogenitaltraktes, Erkrankungen im Mund-Kiefer-Gesichts-Bereich

■ Abb. 3: Darstellung wichtiger Punkte des Konzeptionsgefäßes und anderer Leitbahnen des Rumpfes. [3]

Kombination	Indikation und Erklärung
KG4 + LG4	Menstruationsschmerzen mit Kälte-Symptomen
KG4 + Mi6	Basiskombination bei urogenitalen Erkrankungen
KG12 + Ma36	Beenden Verdauungsbeschwerden und stärken das Qi
KG12 + Ma40	Transformieren Schleim
KG17 + Lu9	Beenden Husten und befreien den Thorax
KG17 + Lu1 + Bl13	Unterstützen die Atmung und helfen bei Trauer
KG17 + KG12 +KG6	Harmonisieren die drei Körperebenen

■ Tab. 2: Punktkombinationen zur Wirkungsverstärkung.

▶ **Verlauf** in der ventralen Medianlinie: beginnt mit KG1 am Damm (Beckenboden) und endet mit KG24 zwischen Kinn und Unterlippe

Durch Stechen von Lu7 (Öffnungspunkt) wird das gesamte Konzeptionsgefäß aktiviert.

Wichtige Punkte im Einzelnen

KG4 für den Unterleib

■ Abb. 3, ■ Tab. 2
Indikationen: sehr wichtiger Punkt bei urogenitalen und gynäkologischen Erkrankungen! Unterleibsschmerzen (besonders Kälte-Schmerz), Verdauungsbeschwerden, postpartale Blutungen, Hitzewallungen im Klimakterium.
Funktionen: nährt Blut, Yin und Ursprungs-Qi; wärmt und stärkt den unteren 3E, beseitigt Feuchtigkeit.
Hinweis: Alarm-*Mu*-Punkt des Dünndarms.

KG6 „Meer des Qi"

■ Abb. 3, ■ Tab. 2
Indikationen: starke Erschöpfungszustände und Antriebslosigkeit, Kreislaufdysregulation, chronische Diarrhö, Menstruations- und Sexualstörungen, Senkungsvorgänge (z. B. Uterusprolaps), depressive Verstimmung.
Funktionen: stärkt und verteilt das Qi im gesamten Körper, nährt Nieren-Yang und Ursprungs-Qi, wärmt den unteren 3E (Beckenbereich).
Hinweis: wichtiger Tonisierungspunkt bei psychischer und physischer Erschöpfung.

KG12 als Zentrum des Abdomens

■ Abb. 3, ■ Tab. 2
Indikationen: herausragender Punkt bei allen abdominellen Beschwerden: Übelkeit bzw. Erbrechen, Entzündungen, funktionelle Darmerkrankungen, Stuhlunregelmäßigkeiten etc; beruhigt und sammelt den Geist.
Funktionen: stärkt und reguliert das Qi von Milz und Magen, transformiert Feuchtigkeit.
Hinweis: Alarm-*Mu*-Punkt des Magens, Meisterpunkt der Hohl-(*Fu*-)Organe, liegt genau in der Mitte zwischen Bauchnabel und Sternum.

KG17 als Zentrum der Brust

■ Abb. 3, ■ Tab. 2
Indikationen: alle Formen von Atembeschwerden (akut und chronisch), funktionelle Herz- und Kreislaufstörungen, psychovegetative Störungen wie Überlastung oder „feststeckende Gefühle".
Funktionen: reguliert das Qi im Thorax, unterstützt die Lunge und das Zwerchfell, beseitigt Schleim.
Hinweis: Meisterpunkt der Atmung und des Qi, Alarmpunkt des oberen 3E; vgl. „Herz-Chakra" in der indischen Yoga-Lehre.

Drei Punkte für drei Körperebenen: KG17 wirkt harmonisierend auf den Thorax (oben), KG12 auf den Bauch (Mitte) und KG6 auf das Becken (unten).

Fallbeispiele

D Fallbeispiele

Die in den folgenden Kapiteln vorgestellten Fallbeispiele sollen veranschaulichen, wie man Therapiestrategien für in der Praxis häufig vorkommende Beschwerdebilder entwirft. Die Beispiele sind einfach gehalten, damit auch Anfänger den Weg vom präsentierten Symptom über die Anamnese bis hin zu Punktauswahl und Stimulationstechnik nachvollziehen können. Aus demselben Grund werden keine längeren Therapieverläufe geschildert, und bei den Therapievorschlägen wird nur auf die Körperakupunktur eingegangen. Die hier dargestellten Strategien sollen als Vorschläge verstanden werden: Sie erheben keinen Anspruch auf alleinige Richtigkeit und können selbstverständlich durch weitere Therapiemaßnahmen, z. B. den Einsatz von Mikrosystemakupunktur, ergänzt und verstärkt werden.

Fall 1: Kopfschmerz

Szenario 1

Akuter Zahnschmerz

Ihr Mitbewohner Frank, ein 24 Jahre alter Modedesign-Student, hämmert um zwei Uhr nachts an Ihre Zimmertür. Sie wachen auf und sehen Ihren guten Freund mit schmerzverzerrtem Gesicht vor sich stehen. Gleich wissen Sie, was los ist: Im Verlauf des Vortags hatte Frank schon über Zahnschmerzen geklagt. Da er normalerweise nicht sehr wehleidig ist und ein enormes Vermeidungsverhalten gegenüber Zahnärzten hat, hatten Sie sich schon gewundert, dass er einen Spontantermin für den nächsten Morgen vereinbart hatte. Jetzt erzählt er: „Ich dachte, ich halte es bis morgen aus. Ich kriege aber kein Auge zu. Der Schmerz ist kaum auszuhalten!" Trotzdem möchte Frank nicht den nächtlichen Notdienst in Anspruch nehmen und fragt Sie, ob man nicht mit Akupunktur die Schmerzen lindern könnte. Schmerztabletten habe er nämlich keine gefunden. Außerdem verweist er auf eine Situation, in der Sie ihm bei akuten Bauchschmerzen schon einmal geholfen haben, und kriegt Sie so dazu, sich auf einen Therapieversuch einzulassen.

Schmerz: Frank beschreibt einen pochenden, heißen Dauerschmerz des rechten Oberkiefers im Bereich der Backenzähne. Zudem bestehen stechende Schmerzen, die durch Druck und Kieferschluss ausgelöst werden können und bis nach oben in die Stirn ausstrahlen. Äußerlich ist eine leichte Schwellung sichtbar.

Frage 1: Handelt es sich um eine Außen- oder Innen-Erkrankung?

Frage 2: Welche Leitbahnen sind betroffen?

Frage 3: Werden zuerst Fernpunkte oder Nahpunkte (Punkte im Schmerzgebiet) genadelt?

Frage 4: Welche Punkte kommen zum Einsatz?

Szenario 2

Okzipitaler Spannungskopfschmerz

Ein männlicher Patient, 36 Jahre alt, klagt über rezidivierende Hinterhauptschmerzen, die ausschließlich in der kalten Jahreszeit auftreten. Momentan, im Januar, sei es besonders schlimm, und er möchte mit Hilfe der Akupunktur versuchen, die vom Hausarzt verschriebenen Schmerzmittel zu reduzieren.

Schmerz: Vom Nacken ausgehend, breiten sich die Schmerzen okzipital aus und „setzen sich dort wie eine Kralle fest". In schweren Fällen besteht eine Ausstrahlung über den Scheitel bis nach vorn in den Stirnbereich. Der Schmerzcharakter wird als dumpf, drückend und ortsständig angegeben. Kälte verschlimmert oder kann eine solche Attacke auslösen (Patient trägt Mütze und Schal).

Untersuchung und weitere Anamnese: Man sieht dem korpulenten Patienten an, dass ihm die Schmerzen zu schaffen machen, er macht insgesamt aber einen „guten" Eindruck mit kräftiger Stimme und kräftigem Händedruck. In einer kurzen vegetativen und psychosozialen Anamnese ergeben sich außer einer allgemeinen Kälteempfindlichkeit keine verwertbaren Hinweise auf Funktionskreisstörungen. Sein Puls ist insgesamt kräftig; eher voll und langsam; die Zunge ist groß und eher blass, sonst unauffällig.

Frage 5: Welche Leitbahnen verlaufen im Nackenbereich? Welche davon ist hier betroffen?

Frage 6: Spielen pathogene Faktoren eine Rolle?

Frage 7: Wie lautet die TCM-Diagnose?

Frage 8: Welche Punkte werden für die Therapie gewählt?

Szenario 3

Migräne

Eine Frau, 27 Jahre alt, Lehramtsstudentin, klagt über eine seit acht Jahren bestehende Migräne. Die Anfälle, die immer streng einseitig auftreten, verlaufen mit Übelkeit, Ohrensausen und teilweise mit vorangehender visueller Aura. Meistens, jedoch nicht immer, ist die linke Kopfhälfte betroffen. Die Patientin ist beunruhigt und berichtet aufgebracht, dass sie immer stärkere Medikamente nehmen müsse, um die Anfälle in den Griff zu bekommen. Außerdem zeigt das von ihr mitgebrachte Migränetagebuch, dass die Anfallsfrequenz in den vergangenen Jahren gestiegen ist.

Frage 9: Handelt es sich bei der hier beschriebenen Migräne um eine Außen-Erkrankung?

Schmerzen im Anfall: „pochende, unerträgliche Schmerzen" vor allem in den Schläfen und hinter dem Auge, die über das Ohr bis in den seitlichen Nackenbereich ziehen. Die Schmerzen „wandern auch von vorn nach hinten und zurück". Wetterwechsel, starker Wind, Überlastung und nervöse Anspannung können laut Patientin die Migräne auslösen.

Weitere Anamnese und Untersuchung: Patientin in gutem körperlichen AZ, wirkt nervös und angespannt. Sie antwortet schnell und vermittelt den Eindruck, alles richtig machen zu wollen. Im Gespräch kommt heraus, dass die Migräneattacken auch mit dem Zyklus (unregelmäßige Periode, starke PMS-Beschwerden mit Reizbarkeit und Brustspannung) in Zusammenhang stehen.

Frage 10: Welche Leitbahn ist vorwiegend betroffen?

Bei genauerer Befragung erzählt die Patientin, dass die Migräne zum ersten Mal in der Zeit auftrat, als sie sich in heftigem Streit mit ihren Eltern befand und von zu Hause auszog. Bei der Untersuchung fallen der verspannte Schultergürtel und eine extreme Druckschmerzhaftigkeit des Punktes Le3 auf.

Frage 11: Welcher Funktionskreis ist hier deutlich „unter Spannung"? Wie lautet das TCM-Syndrom für das beschriebene Muster von Symptomen?

Frage 12: Welche Punkte kommen zur Therapie infrage?

Szenario 1

Antwort 1: Eindeutige Außen-Erkrankung.

Es handelt sich hier um ein akutes, erstmalig aufgetretenes Schmerzereignis, das höchstwahrscheinlich durch lokale Vorgänge verursacht wurde. Es bestehen keine Hinweise auf eine Störung der Funktionskreise.

Antwort 2: Die Dickdarmleitbahn (▌Abb. 5, S. 63) und die Magenleitbahn (▌Abb. 1, S. 64).

Es handelt sich also hier um Schmerzen der *Yang-Ming*-Achse (s. S. 18/19). Diese beiden Yang-Leitbahnen gehören zum frontalen Umlauf und kommen deshalb oft bei Schmerzen der Körpervorderseite zum Einsatz.

Antwort 3: Bei akutem Schmerz wird immer zuerst über die Fernpunkte therapiert!

Die Möglichkeit, mit weit entfernten Punkten Schmerzen zu reduzieren, ist eine der herausragenden Eigenschaften der Akupunktur. Diese muss genutzt werden! Außerdem bestehen manchmal so heftige Schmerzen, dass eine Akupunktur im Schmerzgebiet erst nach vorheriger Therapie der Fernpunkte toleriert wird.

Antwort 4: Die Punktauswahl sieht folgendermaßen aus:

Fernpunkte der betroffenen Leitbahnen: Di4 (sehr wichtiger Schmerzpunkt mit spezieller Wirkung auf das Gesicht), Ma44 (Fernpunkt der Ma-LB), Di11 (wichtiger Punkt gegen Hitze im LB-Verlauf), Ma36 (wichtigster Punkt der Ma-LB). Alle Fernpunkte werden mit ableitender Technik gestochen.

Nahpunkte: Di20 und Ma2 (Punkte im Hauptschmerzgebiet), Ma6 und Ma7 (Nahpunkte im Leitbahnverlauf), Ma8 (Ort der Schmerzausstrahlung). Zusätzlich können weitere lokale Schmerzpunkte (*Ashi*-Punkte) in die Auswahl genommen werden. Im Gesicht werden feine Nadeln verwendet, und man verzichtet auf eine intensive Stimulation. Wenn eine Nadelung der betroffenen Gesichtshälfte nicht möglich ist, kann auch über die symmetrischen Punkte der kontralateralen Seite therapiert werden.

Hinweis: Diese nächtliche Therapie ist selbstverständlich nur eine Notfallbehandlung und ersetzt nicht die baldigst vorzunehmende Kausaltherapie von Seiten des Zahnarzts.

Szenario 2

Antwort 5: Im Nackenbereich verlaufen folgende Leitbahnen: die Gallenblasen-LB, die Blasen-LB, die 3E-LB und das Lenkergefäß. Im nahe gelegenen lateralen Schulter-Hals-Bereich verlaufen zudem die Leitbahnen von Dünndarm und Dickdarm. Im hier beschriebenen Fall ist speziell die Blasenleitbahn betroffen, die vom medialen Augenwinkel paramedian über den Kopf und über den Nacken zieht.

> Im gesamten Kopf- und Halsbereich verlaufen nur Yang-Leitbahnen!

Antwort 6: Der pathogene Faktor ist Kälte.

Erklärung: Die Schmerzsymptomatik und die Verschlimmerung durch Kälte weisen darauf hin, dass dieser pathogene Faktor hier eine Rolle bei der Schmerzentstehung spielt.

Antwort 7: TCM-Diagnose (*Ba Gang*): „Außen-Fülle-Kälte".

Erklärung: So wie sich das Beschwerdebild präsentiert, handelt es sich um ein lokales Problem (Außen-Erkrankung im Bereich der Bl-LB). Die Auslösesituation und der Schmerzcharakter weisen auf die Kälte hin. Da ein pathogener Faktor identifiziert ist, handelt es sich um eine möglicherweise lokale Fülle-Situation.

Antwort 8: Die Punktauswahl sieht folgendermaßen aus:

Punkte der betroffenen Leitbahn: Bl60 (wichtigster Fernpunkt für Beschwerden der gesamten Leitbahn), Bl2 (Vorn-hinten-Kombination), Bl10 (wichtigster Nahpunkt im Schmerzgebiet).

Achsenpartner der Bl-LB: Dünndarm. Mögliche Punkte: Dü3 (wichtiger Fernpunkt für die LWS), Dü14 (Regionalpunkt).

Weitere wichtige Nahpunkte im Nackenbereich: Gb20, 3E17, 3E21, LG14, LG16.

Yin/Yang-Partner der Bl-LB: Niere. Mögliche Punkte: Ni3, Ni6.

Hinweis: Die hier vorgestellte Punktauswahl kann von großer Hilfe in der geschilderten akuten Schmerzsituation sein. Da der Patient aber von einer regelhaft wiederkehrenden Symptomatik berichtet, liegt dem Schmerz wahrscheinlich eine systemische Ursache (Funktionskreisstörung? chronischer Entzündungsprozess wie NNH, Tonsillen, Zahn bzw. Kiefer?) zugrunde. So sind eine Abklärung und ausführliche Anamnese für eine kausale Therapie erforderlich.

Szenario 3

Antwort 9: Nein! Die Migräne ist eine Innen-Erkrankung.

Begründung: Zwar stehen die Schmerzen im Mittelpunkt. Die Komplexität der Beschwerden, psychoemotionale Zusammenhänge und der meist jahrelange Verlauf machen die Migräne im Sinne der TCM jedoch zu einer Erkrankung des Inneren.

Antwort 10: Die Gallenblasenleitbahn.

Erklärung: Die von der Patientin geschilderte Lokalisation und Ausstrahlung der Schmerzen im Anfall entsprechen dem Verlauf der Gallenblasenleitbahn am Kopf (▌Abb. 1, S. 72).

Antwort 11: Der Funktionskreis Leber ist betroffen.

TCM-Diagnose: „Leber-Qi-Stagnation".

Erklärung: Verspannungen (muskulär, emotional und als Teil der Regelbeschwerden), Beschwerden der Körperseiten (Gb-LB), Symptome mit wechselnder Intensität (Wind) und Hinweise auf Wut (Aggression) als Auslöser stehen allesamt in Bezug zum Leber/Gallenblase-System. Auch die Art der Zyklusstörung ist Zeichen für dieses „Nicht-frei-Fließen" der Leberenergie.

Antwort 12: Differenzierte Therapie:

▌ Therapiekonzept in der Migräneattacke: „Leitbahnen durchgängig machen und das Qi nach unten führen!"

▌ Punkte hierfür: Le3 (als wichtiger Fernpunkt für den Kopf, Yin-Partner der Gb-LB), Gb20 (betroffene LB, vertreibt Wind-Symptome vom Kopf), Gb14 (Lokalpunkt), Gb41 (Fernpunkt der betroffenen LB), 3E5 (Fernpunkt des Achsenpartners, *Shao-Yang*-Achse), 3E17 (gegen Wind). Hierbei sind die Fernpunkte (besonders Le3, Gb41 und 3E5) kräftig zu stimulieren im Sinne einer ableitenden Nadeltechnik.

▌ Therapie im schmerzfreien Intervall: „Funktionskreis Leber/Gallenblase harmonisieren!" Hierfür bedarf es eines längerfristigeren, möglichst integrativen Therapiekonzepts: Akupunktur beispielsweise an Bl18 (*Shu*-Punkt der Leber), Le3 (Quellpunkt der Leber), Gb34 (harmonisiert das Leber-Qi), Bl47 (psychosomatischer Aspekt des Leber-Systems) und weiterer Punkte. Sehr wahrscheinlich müssen auch andere Funktionskreise mitbehandelt werden. Man wird versuchen, durch den Einsatz verschiedener Behandlungsmethoden (z. B. medikamentöse Therapie, Akupunktur, Entspannungstechniken, etc.) einen multimodalen Therapieansatz zu erarbeiten.

Fall 2: Rückenschmerz

Szenario 1

Akute Lumbalgie

Ein junger Patient hat akute LWS-Beschwerden. Am Vorabend war er beim wöchentlichen Fußballtraining, bei dem er sich verausgabte. Es gibt kein erinnerbares Trauma. Den Heimweg legt er – noch leicht verschwitzt – mit dem Fahrrad durch die kalte Nacht zurück. Am nächsten Morgen hat er heftigste Schmerzen im unteren LWS-Bereich („Ich kann mich kaum noch bewegen").

Schmerz: fixierter Dauerschmerz im Bereich der Segmente L3–S1 mit paravertebralem Hartspann. Gelegentlich Ausstrahlung der Schmerzen entlang der Beinrückseite. Kälte verschlimmert, Wärme bessert, Druck verschlimmert.

Weitere Anamnese und Untersuchung: Der Patient ist 29 Jahre alt und Anwalt. Er ist sportlich mit kräftigem Körperbau und kräftigem Habitus bzgl. Stimme und Ausstrahlung. Die Hautfarbe ist gesund und rosig. Es gibt keine Begleiterscheinungen wie Verdauungs- oder Miktionsprobleme. In den vergangenen Wochen hatte er beruflichen Stress wegen einer Kanzleigründung, sonst gibt es keine Hinweise auf psychische Belastung. Zunge und Puls zeigen keine auffälligen Veränderungen.

TCM-Diagnose: „Kälte-Invasion im Bereich der Blasen-Leitbahn".

Es handelt sich um eine akute Erkrankung des Bewegungsapparats, bedingt durch das Eindringen von Kälte. Hinweis: Auslösesituation, Schmerzcharakter und -lokalisation vornehmlich in die Blasenleitbahn, da sich Hauptschmerzort und Ausstrahlung in ihrem Verlauf befinden.

Ba Gang: Außen – Fülle – Kälte

Erklärung: Es liegt eine Leitbahnerkrankung vor (lokale Qi-Blockade = Außen). Der pathogene Faktor ist Kälte. Es gibt keine echten Hinweise auf eine Funktionskreisstörung. Die kräftige Konstitution des Patienten und der heftige Schmerz weisen auf die Fülle-Situation hin.

Frage 1: Wie lauten die Therapieprinzipien?
Frage 2: Welche Leitbahnen sind bei der Behandlung wichtig?
Frage 3: Wie könnte eine Auswahl an Punkten aussehen?
Frage 4: Wird eher sanft oder kräftig akupunktiert? Welche besondere Technik kann hier eingesetzt werden?

Szenario 2

Chronische Lumbalgie

Eine Frau, 60 Jahre alt, klagt über chronische Rückenschmerzen („Das war auch schon so, als ich noch jung war, nur nicht so schlimm"), gegen die sie ab und zu Schmerztabletten nimmt. Der von ihr konsultierte Orthopäde sprach von Abbauvorgängen an der Wirbelsäule, weshalb das auch nicht mehr besser werden könne. Sie befürchtet, eines Tages im Rollstuhl zu landen.

Schmerz: Dauerschmerz, als tief, drückend und bohrend empfunden, kaum Ausstrahlung. Wärme bessert (Patientin nimmt immer ein Heizkissen mit ins Bett), Massage wird als angenehm empfunden.

Weitere Anamnese und Untersuchung: Als junge Frau hatte sie oft Blasenprobleme und heftige Menstruationsbeschwerden. Ihr Klimakterium war lang. Sie hat drei Kinder und hatte zwei Fehlgeburten. Die Dame wirkt zerbrechlich, sitzt warm eingepackt mit eingesunkener Haltung und ist eher blass. Mit leiser Stimme schildert sie zögerlich ihre Beschwerden. Sie hat immer kalte Füße! Der Puls ist eher dünn und schwach; die Zunge blass, eher klein und mit angedeutetem weißgrauen Belag.

Palpativer Befund: im Bereich der Malleoli, speziell der inneren, deutlich druckempfindliche Punkte (Ni3, Ni6!, Mi6 leicht druckempfindlich).

Frage 5: Liegt eher eine Innen- oder eine Außen-Erkrankung vor?
Frage 6: Welcher Funktionskreis ist betroffen?
Frage 7: Wie könnte eine TCM-Diagnose lauten? Wie lautet das daraus folgende Therapieprinzip?
Frage 8: Welche Akupunkturpunkte kommen zum Einsatz?

Szenario 3

Akute Ischialgie

Sie machen einen Hausbesuch bei einem befreundeten Handwerker, der Sie an einem Sonntagnachmittag bittet, etwas gegen seinen Hexenschuss zu unternehmen. Am Vortag hatte er auf der Baustelle, einem zugigen und kalten Rohbau seines Sohns, schwer gearbeitet und sich nach eigener Aussage „wohl überhoben", als er einen plötzlich auftretenden, heftigen Schmerz („wie ein Blitz") im unteren Rücken verspürte, welcher bis in den rechten Fuß ausstrahlte. Der einige Stunden später gerufene ärztliche Notdienst habe ihn nach genauer Untersuchung mit einer Spritze in den Rücken und Schmerztabletten versorgt, was dem Patienten eine einigermaßen erholsame Nacht bescherte. Am folgenden Tag bestehen jedoch immer noch starke Schmerzen wechselnder Intensität und Bewegungseinschränkungen im LWS-Bereich.

Frage 9: An welche pathogenen Faktor denkt man bei der Beschreibung des Beschwerdebilds?

Schmerz: lokaler Dauerschmerz wechselnder Intensität beidseits paravertebral im Bereich der Segmente L4–S3. Zusätzlich einschießende Schmerzen rechts, die entlang dem Gesäß und der gesamten Beinaußenseite ausstrahlen (kein eindeutiger Dermatombezug, L4, L5 und S1 sind betroffen). Verschlimmerung der Beschwerden bei Druck und Bewegung, insbesondere bei Rotation der Wirbelsäule.

Frage 10: Welche Leitbahn entspricht der Schmerzausstrahlung?

Weitere Anamnese und Untersuchung: Der Patient ist ein 55-jähriger Mann in gutem Ernährungszustand mit forschem Auftreten, rotem Kopf und leichtem Schwitzen. Bei der Untersuchung fällt ein allgemein erhöhter Muskeltonus auf. Der Patient hatte eine ähnliche Schmerzattacke schon einmal vor drei Jahren im Urlaub, die damals nach einigen Tagen von allein verschwand. Sein Puls ist kräftig und voll auf allen Taststellen; die Zunge ist leicht zittrig, sonst keine Auffälligkeiten.

Frage 11: Wie lässt sich das Beschwerdebild zusammenfassen (TCM-Diagnose)?
Frage 12: Welche Punkte werden therapiert?

Szenario 1

Antwort 1: Betroffene Leitbahn durchgängig machen und wärmen!

Antwort 2: Die Blasenleitbahn und deren Partnerleitbahnen.

Der Fokus liegt auf der betroffenen Blasenleitbahn! Die Dünndarm-LB kann auch hilfreich sein, da sie der Achsenpartner der Blase ist (*Tai-Yang*-Achse). Punkte der Nieren-LB (Yin/Yang-Partner der Blase) werden palpiert und bei Druckschmerzhaftigkeit mit in die Auswahl genommen.

Antwort 3: Die Punktauswahl sieht folgendermaßen aus:

Hauptpunkte: Dü3 (Fernpunkt für den Rücken, *Tai-Yang*-Achse); Bl40 und Bl10 (Fernpunkte der betroffenen LB); lokale Nadeln oder Moxa im Bereich von Bl23 bis Bl27, eventuell ergänzt durch lokale *Ashi*-Punkte (Nahpunkte im Schmerzareal).

Zusätzlich möglich: Di4 (wichtiger Schmerz-Punkt), Ni3 (Yin-Partner der Blasen-LB), Bl60 (zusätzlicher Fernpunkt).

Antwort 4: Verschiedene Stimulationstechniken:

Wegen der Fülle-Erkrankung zuerst kräftige Stimulation der Fernpunkte.

Im Bereich des Hauptschmerzes vorsichtiges Nadeln. Außerdem ist hier der Einsatz von Moxa sinnvoll: Das ganze LWS-Gebiet wird erwärmt mit „heißen Nadeln" oder indirekt mit der Moxa-Zigarre, was unterstützende spasmolytische Wirkung hat.

Szenario 2

Antwort 5: Innen-Erkrankung.

Begründung: chronischer Verlauf und komplexes Krankheitsbild.

Antwort 6: Der Funktionskreis Niere ist betroffen.

Erklärung: Unterleibsprobleme, Beschwerden in den LWS-Segmenten, Neigung zum Frieren und Hinweise auf Angstsymptomatik stehen allesamt in Beziehung zum Niere-Blase-System.

Antwort 7: Die TCM-Diagnose lautet „Yang-Leere (bzw. Yang-Mangel) der Niere", eher Krankheit vom Leere-Typ.

Begründung: Ein Mangel an wärmendem Yang äußert sich in Form von Kälte-Zeichen. Die Konstitution und momentane Kondition der Patientin (s. o.) wie auch der Beschwerdeverlauf sprechen für die Diagnose Leere. Merke: Auch eine lange bestehende Mangelsituation kann zu Stagnation von Qi und Blut-*Xue* und folglich zu Schmerzzuständen führen.

Therapieprinzip: „Stärke das Nieren-Yang!"

Antwort 8: Die Punktauswahl sieht folgendermaßen aus:

Ni3 (Quellpunkt), Bl23 (*Shu*-Punkt), Ni6, Ni7 und Bl60 stärken das Nierensystem. Der Einsatz von Moxa an diesen Punkten wäre angezeigt. Eventuell weitere Punkte *(Ashi)* am unteren Rücken zur lokalen Therapie.

Mit Bl52 (äußerer Ast der Blasenleitbahn auf Höhe des *Ni-Shu*-Punkts) und He7 wird versucht, die psychische Ebene des Beschwerdebildes zu stabilisieren.

Zusätzlich können allgemein Qi und Yang stärkende Punkte wie Ma36, LG4, LG14 und KG6 im weiteren Behandlungsverlauf eingesetzt werden.

Szenario 3

Antwort 9: Wind als pathogener Faktor.

Begründung: Die syndromorientierte Diagnose (s. S. 12/13) achtet genau auf die Beschreibungen der präsentierten Symptome. In diesem Fall beschreiben Verlauf und Eigenschaften der Schmerzsymptomatik (plötzliches Auftreten, Wechsel von Lokalisation und Intensität, Ausstrahlung etc.) ein Bild, das dem Charakter des Windes ähnelt und deshalb auch so benannt ist (pathogener Faktor Wind = körperliche Reaktionen, als ob man zu viel Wind abbekommen hätte, s. S. 26/27).

Hinweis: Der pathogene Faktor Wind hat eine enge Beziehung zum Funktionskreis Leber/Gallenblase.

Antwort 10: Die Gallenblasenleitbahn.

Die Gallenblasenleitbahn ist mitverantwortlich bei vielen Beschwerden, die an den Körperseiten auftreten (█ Abb. 3, S. 36/37). Gemeinsam mit der 3Erwärmer-Leitbahn bildet sie die laterale Leitbahnachse *(Shao Yang)*. Beschwerden bei Rotation sind ein wichtiger diagnostischer Hinweis auf diese beiden Leitbahnen.

Antwort 11: Im Sinne einer TCM-Diagnose kann das Beschwerdebild wie folgt beschrieben werden: Affektion der Gallenblasenleitbahn und des unteren Rückens durch den pathogenen Faktor Wind. Im Sinne der *Ba Gang*: Fülle – Außen (die Kategorie Hitze/Kälte ist aus den obigen Angaben nicht eindeutig differenzierbar).

Antwort 12: Die Punktauswahl sieht folgendermaßen aus:

Gb41, Gb34, Gb20 (Fernpunkte der betroffenen Leitbahn, die zusätzlich gegen Wind wirken), 3E5 und 3E17 (vertreiben pathogene Faktoren und liegen auf dem Achsenpartner), Le3 (beseitigt Obstruktionen und liegt auf dem Yin/Yang-Partner der Gb-LB), Dü3, Bl40 und Bl60 (Fernwirkung auf die LWS).

Lokal- und Regionalpunkte: Gb30 (sehr wichtiger Punkt bei Beschwerden des unteren Rückens) und Gb31 (im Leitbahnverlauf), Punkte der Bl-LB wie Bl25-Bl30.

Hinweis: Eine Schröpftherapie der lokalen Punkte kann in dieser Situation sehr hilfreich sein.

Fall 3: Erkrankungen des Respirations- und Verdauungstrakts

Szenario 1

Akuter Infekt der oberen Atemwege

Eine befreundete Studentin kommt eines Abends bei Ihnen vorbei und fragt, ob Sie etwas gegen die Grippe, die sie gerade ausbrütet, tun könnten. Martina war zwei Tage zuvor gerade beim Joggen, als sie von einem Platzregen überrascht wurde und anschließend eine knappe Stunde brauchte, um dann total durchnässt und verfroren zu Hause anzukommen. Im Laufe des nächsten Tages entwickelte die Patientin Krankheitszeichen in folgender Reihenfolge: rauer Hals mit Schluckbeschwerden, rinnende Nase, leichte Kopf- und Gliederschmerzen und ein kontinuierlich zunehmendes Krankheitsgefühl. Sie hat in der kommenden Woche drei Prüfungen und „kann es sich jetzt nicht leisten, richtig krank zu werden".

Frage 1: Welcher Funktionskreis ist in besonderem Maße für die körpereigene Abwehr zuständig und spielt deshalb auch eine wichtige Rolle bei akuten Infekten?

Weitere Anamnese und Untersuchung: Es besteht noch kein Fieber, jedoch gibt die Patientin Frösteln und gelegentliches Schwitzen als weitere Symptome an. Das Nasensekret ist flüssig und klar. Ihr Puls ist kräftig und voll, besonders in den vorderen Positionen. Die Zunge hat eine normale Größe, einen feuchten weißen Belag und kleine rote Punkte im vorderen Drittel.

Frage 2: Auf welchen pathogenen Faktor weisen Befunde und Auslösesituation hin?

TCM-Diagnose: „Fülle-Erkrankung durch das Eindringen von Kälte. Hauptsächlich betroffen ist der Lungenfunktionskreis".
Ba Gang: Innen – Fülle – Kälte.
Das Therapiekonzept lautet: „Eingedrungene pathogene Faktoren vertreiben und den Lungenfunktionskreis stärken!"

Frage 3: Welche Punkte kommen hierzu infrage?

Szenario 2

Allergische Rhinitis

Jedes Jahr im Frühling bietet sich dasselbe Bild: Die Menschen freuen sich, dass die Sonne wieder länger scheint und man sich an der wiedererblühenden Natur erfreuen kann. Viele von ihnen sehen dieser Zeit jedoch auch mit einem weinenden – oder besser – tränenden Auge entgegen: Wenn die Pollen fliegen, ist nämlich auch Allergiezeit! Bei der Behandlung der allergischen Rhinitis bzw. Pollinosis kann die Akupunktur gute Erfolge erzielen. Nachfolgend soll das therapeutische Vorgehen erläutert werden.

Allgemeine Symptome: tränende und juckende Augen (Konjunktivitis), Niesreiz, ödematöse Schwellungen der Augenlider, Schleimhautirritationen (Schwellung oder trockene Reizung des Nasen-Rachen-Raums), trockene und juckende Haut. Allen Symptomen ist der wechselhafte Charakter gemein. Sie kommen und gehen meist plötzlich und treten in unterschiedlicher Intensität auf.

Frage 4: Welcher pathogene Faktor der TCM beschreibt genau diesen Symptomcharakter?

Frage 5: Welche Punkte werden bei der Akut-Behandlung der Pollinosis verwendet? In welchen Funktionskreisen äußert sich die allergische Rhinitis?

Frage 6: Welche Störungen der Funktionskreise und Grundsubstanzen liegen einer Pollinosis zugrunde?

Szenario 3

Chronische Verdauungsbeschwerden

Eine 46 Jahre alte Frau, Mutter von drei Kindern, konsultiert Sie wegen ihrer seit einigen Jahren bestehenden Verdauungsbeschwerden. Sie berichtet, dass ihr vor allem die andauernden Blähungen zu schaffen machen und dass eine internistische Abklärung, inkl. Stuhlanalyse, Gastro- und Rektoskopie, keine pathologischen Veränderungen gezeigt habe. Schmerzen bestünden nicht, sie berichtet aber, dass der Bauch die ganze Zeit rumore und „sich irgendwie leer" anfühle.

Die Patientin hat überwiegend breiige, ungeformte Stühle, häufig auch mit unverdauten Nahrungsresten. Die Stuhlfrequenz beträgt 3–4 Mal pro Tag. Es ist eine Blähungsneigung (nicht stinkend) vorhanden. Die Patientin hat beobachtet, dass die Beschwerden nach dem Genuss von fettigen Speisen und kalten Getränken zunehmen. Wärme bessert die gesamte Symptomatik („Vergangenes Jahr, im Urlaub auf Sansibar, hatte ich überhaupt keine Beschwerden").

Weitere Anamnese und Untersuchung: Die adipöse, blasse Patientin schildert ihre Krankengeschichte langsam und mit leiser Stimme. Sie wirkt adynamisch und berichtet auf Nachfrage von ständiger Kraftlosigkeit und Tagesmüdigkeit. Bei der Untersuchung fallen besonders die kalten Extremitäten und der teigig-verquollene Gewebsturgor auf. Sie macht sich viele Sorgen – um ihre Kinder, die Familie, die Zukunft etc. –, obwohl momentan bei ihr eigentlich keine großen realen Probleme existieren.

Frage 7: Welcher Funktionskreis ist hauptsächlich betroffen? TCM-Diagnose?

Frage 8: Welche Befunde sind bei der Zungen- und Pulsdiagnose zu erwarten?

Frage 9: Welche Akupunkturpunkte kommen zur Therapie infrage?

Frage 10: Welche Ratschläge zur Ernährung können gegeben werden?

Szenario 1

Antwort 1: Funktionskreis Lunge/Dickdarm.
Erklärung: Im Verständnis der TCM kontrolliert der Lungenfunktionskreis die Abwehrkräfte und die Körperoberfläche. Die beschriebenen Symptome weisen auch auf diesen Funktionskreis hin (s. S. 32/33). Das hier beschriebene Krankheitsbild spielt sich an der Grenze zwischen Außen und Innen ab: Zwar ist der Funktionskreis Lunge betroffen, dessen hier geforderte Abwehrfunktion repräsentiert jedoch eine relativ oberflächliche Schicht des Körpers.
Antwort 2: Kälte als äußerer pathogener Faktor.
Begründung: Die Auslösesituation, das Frösteln und die Beschaffenheit des Sekrets sind Kälte-Zeichen (s. S. 24/25).
Vorsicht: Sehr oft wandelt sich im Verlauf eines solchen Infekts eine anfängliche Kälte in eine Hitze-Situation um. In diesem Fall könnten die roten Punkte auf der Zunge erste Anzeichen für einen solchen körpereigenen Abwehrkampf sein. Wenn Hitze-Zeichen vorherrschen, werden natürlich andere Punkte zur Therapie eingesetzt.
Antwort 3: Die Punktauswahl sieht folgendermaßen aus:
Punkte der Di-LB (Yang-Partner der Lunge): Di4 (vertreibt pathogene Faktoren, öffnet die Oberfläche), Di20 (klärt die Nase).
Lu9 (Quellpunkt), Lu7 (*Luo*-Punkt) und Bl13 (*Shu*-Punkt der Lunge) stärken den Lungenfunktionskreis.
Weitere sinnvolle Punkte: Ni7 (induziert Schwitzen zusammen mit Di4), 3E5 (in diesem Fall mit Moxa, da Kälte-Erkrankung) und Gb20 vertreiben pathogene Faktoren, LG14 (stimuliert die Abwehrkräfte), Ma36, KG6 zur allgemeinen Kräftigung, KG17 zur Unterstützung des Lungen-Qi.

Hinweis: Gerade bei Infekten der oberen Atemwege kann die Technik des Schröpfens (s. S. 16/17) von entscheidender Hilfe sein. Erklärung: Durch intensives Schröpfen im Schulter-Nacken-Bereich werden die dort verlaufenden Yang-Leitbahnen (Gb, 3E und Bl, teilweise auch Dü) aktiviert, was zu einer Stimulation der Abwehrkräfte führt und gleichzeitig hilft, pathogene Faktoren auszuleiten.

Szenario 2

Antwort 4: Der Wind.
In der Tat ist die allergische Rhinitis ein Paradebeispiel für eine Erkrankung mit Wind-Charakter und wird im Verständnis der TCM auch als solche interpretiert und therapiert. Es stellt sich dann noch die Frage: Handelt es sich eher um eine Kombination aus Wind und Hitze (mit vielen Entzündungszeichen und heftigem Juckreiz) oder um eine Kombination aus Wind und Kälte (der Fließschnupfen mit viel klarem Sekret wäre ein Beispiel hierfür)?
Antwort 5: Die Punktauswahl bei akuten Allergiebeschwerden sieht folgendermaßen aus:
Im Anfall werden vor allem symptomatische Punkte (Zweigbehandlung, s. S. 20/21) zur Beseitigung der pathogenen Faktoren, allen voran der Wind, eingesetzt. Meist herrscht eine Fülle-Situation, so dass eher kräftig genadelt wird.
Hauptpunkte: Le3, Di4, 3E5, Gb41 als mögliche Fernpunkte sowie Gb20, 3E17, Di20 und *Yin-Tang* als lokale Punkte.
Zusätzlich bei Hitze-Symptomatik: Di11 und Di10, Lu5, Ma44.
Punkte mit Wirkung auf das Blut-*Xue*: Mi10, Le8, Bl17.
Beim akuten Allergieanfall sind vor allem die Funktionskreise von Lunge (mit Haut-Schleimhaut- und Atemwegsbeschwerden) und Leber (innere Wind-Symptomatik, Augenbeschwerden) betroffen.
Antwort 6: Jetzt wird es komplizierter, denn so einfach sich die Manifestationen der Allergie in spezifischen Funktionskreisen (Lunge, Leber) und Krankheitsmustern (Wind-Symptomatik, Blut-*Xue*-Beteiligung, s. Antwort 2) äußern, so mannigfaltig können die Ursachen sein, die zur Entwicklung einer solchen atopischen Prädisposition eine Rolle spielen.
Neben den schon erwähnten Funktionskreisen Lunge (Kontrolle der Oberfläche und der Abwehr) und Leber (harmonisches Zusammenspiel der inneren Organe) können insbesondere auch Störungen des Milz-FK (Entschlackung und Entgiftung, Auseinandersetzung mit Fremdem bzw. Andersartigem) zur Krankheitsentstehung beitragen.
Wie auch bei der Migränetherapie gilt bei Allergien: Die eigentliche Wurzeltherapie (s. S. 20/21) der Erkrankung sollte im beschwerdefreien Intervall erfolgen.

Szenario 3

Antwort 7: Der Funktionskreis Milz steht im Zentrum der Beschwerden.
TCM-Diagnose: „Yang-Mangel der Milz".
Ba Gang: Innen – Kälte – Leere.
Erklärung: Fast alle geschilderten Beschwerden – Energielosigkeit, Neigung zu Durchfällen, Verschlackung, sorgenvolle Gedanken etc. – stehen in Zusammenhang mit dem Milz-Magen-System (s. S. 40/41). Ein Yang-Mangel beschreibt die Kombination aus Funktionsstörung (Qi-Mangel) und der daraus resultierenden Kälte-Symptomatik. Es handelt sich hier also nicht um eine äußere, sondern um eine innere Kälte.
Antwort 8: Zungen- und Pulsbefund der Patientin passen zur Diagnose einer Milz-Schwäche: Die Zunge zeigt einen blassen, vergrößerten Zungenkörper mit deutlichen Zahneindrücken und dünnem weißlich-feuchtem Belag. Der Puls ist schwach und insgesamt leicht schlüpfrig.
Erklärung der Zahneindrücke: Der Milzfunktionskreis hat die Aufgabe, Organe und andere Körperstrukturen an ihrem Platz und gleichzeitig in ihrer natürlichen Form zu halten. Eine Zunge, die aufgequollen („aus dem Leim gegangen") ist, zeigt also – ebenso wie Trophikstörungen des Bindegewebes –, dass die Milz diese Funktion nicht mehr kompetent ausüben kann.
Antwort 9: Therapieprinzip: „Funktionskreis Milz stärken! Yang stärken!"
Hauptpunkte: Mi3 (Quellpunkt der Milz), Bl20 (*Shu*-Punkt der Milz), Ma36 (UEP des Magens, stärkt das Qi), Ma25 (*Mu*-Punkt des Dickdarms, reguliert die Verdauung), KG12 (für alle abdominellen Beschwerden), KG6 (beruhigt den Unterbauch und stärkt das Qi), Mi6 (stärkt den Milz-FK). Der Einsatz von Moxa an all diesen Punkten ist angezeigt!
Weitere Punkte: Bl21 (*Shu*-Punkt des Magens), Bl23 (*Shu*-Punkt der Niere), LG4 (stärkt das Yang), Pe6 (reguliert das Qi im Abdomen), Bl49 (psychoemotionale Stabilisierung) Ma40 und Mi9 (transformieren Feuchtigkeit).
Antwort 10: „Mittenschonende Ernährung" mit Meiden oder Reduktion von kalten Speisen und Getränken, Süßigkeiten, Rohkost, Milchprodukten, fettigen und großen Mahlzeiten. Besser sind kleine und, wenn möglich, warme Mahlzeiten, nichts Kaltes am Morgen, leicht verdauliche Breie oder Suppen. Außerdem sollte bewusst gegessen werden mit gründlichem Kauen und ohne Ablenkung während der Mahlzeiten.

E Anhang

Anhang

Wandlungsphasen und Organuhr

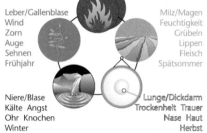

Herz/Dünndarm
Perikard/3Erwärmer
Hitze Freude
Zunge Gefäße
Sommer

Leber/Gallenblase
Wind
Zorn
Auge
Sehnen
Frühjahr

Milz/Magen
Feuchtigkeit
Grübeln
Lippen
Fleisch
Spätsommer

Niere/Blase
Kälte Angst
Ohr Knochen
Winter

Lunge/Dickdarm
Trockenheit Trauer
Nase Haut
Herbst

Abb. 1: Die fünf Wandlungsphasen mit einigen wichtigen Entsprechungen. [4]

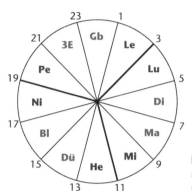

Abb. 2: Die „Organuhr" veranschaulicht die zirkadiane Rhythmik der Organfunktionen. [4]

Einige oft verwendete Punktkombinationen

Wichtige Punkte bei Yin-Mangel		Hinweise
Basispunkte	Mi6, KG4, Ni6	Bei allen Formen des Yin-Mangels
Zusätzlich	Lu9, Bl13, KG17	Bei Lu-Yin-Mangel
	He7, Ni6, Bl15	Bei Ni-Yin-Mangel
	Le8, Le2, Bl18	Bei Le-Yin-Mangel
	Lu7 + Ni6	Aktivieren das KG („Meer des Yin")

Tab. 1: Punkte und Kombinationen bei Yin-Mangel.

Wichtige Punkte bei Qi-Mangel		Hinweise
Basispunkte	KG6, Lu9, KG17	
	Ma36, Mi3, Bl20, Mi6, KG12	Stärkung der Milz, die Qi produziert
	Bl23, Ni3, Bl60	Stärkung des Nieren-Qi

Bei Qi-Mangel einzelner Funktionskreise wird die Kombination aus *Shu*- und Quellpunkt gewählt, z. B. Lu-Qi-Mangel → Lu9 + Bl13, He-Qi-Mangel → He7 + Bl15.

Tab. 2: Punkte und Kombinationen bei Qi-Mangel.

Wichtige Punkte bei Yang-Mangel		Hinweise
Basispunkte	LG4, LG14, LG20, Bl23	Allgemein: Moxa stärkt und nährt das Yang!
Zusätzlich	Ma36, KG6, KG8*, Bl21	Stärken und wärmen die „Mitte"
	Ni3, Ni6, Ni7, Bl23	Aktivieren die Niere als „Wurzel des Yang"
	Dü3 + Bl62	Aktivieren das LG („Meer des Yang")

*KG8 darf nur gemoxt werden, Nadelung obsolet!

Tab. 3: Punkte und Kombinationen bei Yang-Mangel.

Wichtige Punkte und Maßnahmen gegen pathogene Faktoren		
Pathogener Faktor	Punkte (Auswahl)	Hinweise
Kälte	LG4, Bl23, Ma36, Mi6, Mi3	Moxa bei innerer Kälte!
Wind	Gb20, 3E17, LG14, Bl10	Bei äußerem Wind
	Le3, LG20, Gb34	Bei innerem Wind
Hitze	Ma44, Di11, Lu11	Mikroaderlass bei starker Hitze
Feuchtigkeit	Mi9, KG12, Mi3 + Ma36	Die Milz transformiert Feuchtigkeit
Trockenheit	Mi10, Mi6, Ni6, KG4	Yin und Blut nähren → Befeuchtung

Allgemein: Schröpfen hilft bei der Elimination äußerer pathogener Faktoren!

Tab. 4: Punkte und Kombinationen gegen pathogene Faktoren.

Wichtige emotional ausgleichende und psychisch stabilisierende Kombinationen	
Ma36 + KG12	Zentrierung und Erdung
He7 + Ni6	Stabilisierung der Herz-Nieren-Achse
Pe6 + KG17	Beruhigen Thorax und Abdomen
LG20 + KG6	Harmonisieren „Oben" und „Unten" sowie Yin und Yang

Tab. 5: Punktekombinationen mit Wirkung auf den Geist-*Shen*.

Liste mit Indikationen

Erkrankungen des Stütz- und Bewegungssystems

- Arthralgien, Arthrosen **M 19.9**
- Arthritis, rheumatoide Arthritis **M 13.9**
- BWS-Syndrom, Thorakalsyndrom **M 54.1**
- Epikondylopathie, Karpaltunnelsyndrom **G 56.0**
- Gonarthrose, Gonalgie **M 17.9**
- HWS-Syndrom, zervikale Spondylitis **M 47.8**
- Kokzygodynie **M 53.3**
- Koxarthrose, Koxalgie **M 25.5**
- Lumbosakrales Schmerz-Syndrom **M 54.1**
- LWS-Syndrom, Lumbago, Ischialgie **M 54.5**
- Morbus Sudeck **M 89.0**
- Myofasziales Schmerzsyndrom **M 79.1**
- Periarthritis humeroscapularis **M 75.0**
- Pseudoradikulärsyndrom **M 54.1**
- Radikulärsyndrom **M 54.1**
- Schulter-Arm-Syndrom, frozen shoulder **M 54.1**
- Tendinopathie, Achillodynie **M 76.6**
- Tortikollis **M 43.6**

Neurologische Erkrankungen

- Atypischer Gesichtsschmerz **G 50.1**
- Entwicklungsstörungen im Kindesalter **F 89.0**
- Interkostalneuralgie, Zosterneuralgie **G 58.0**
- Kopfschmerz, Migräne **R 51 (G 43.9)**
- Lähmungen, Hemiparese, Fazialisparese **G 83.9**
- Minimale zerebrale Dysfunktion **G 93.9**
- Phantomschmerz, Stumpfschmerz **G 54.6**
- Polyneuropathie, Parästhesie **G 62.9**
- Trigeminusneuralgie **G 50.0**
- Vegetative Dysfunktion **G 45.9**
- Zerebrale Anfallsleiden **G 45.9**

Psychische und psychosomatische Störungen und Erkrankungen

- Bulimie, Adipositas **E 66.9**
- Depressive Verstimmung, Depression **F 32.9**
- Entgiftungsbehandlung und Therapiebegleitung bei Suchterkrankungen (z. B. Alkohol, Nikotin, Arzneimittel, illegale Drogen) **F 15.4**
- Psychovegetatives Syndrom, Unruhezustand **R 45.1**
- Schlafstörungen, Erschöpfungszustand **G 47.8**

Bronchopulmonale Erkrankungen

- Asthma bronchiale **J 45.9**
- Bronchitits, Pseudokrupp **J 38.5**

Hyperreagibles Bronchialsystem **J 44.8**

Herz-Kreislauf-Erkrankungen

- Durchblutungsstörungen **J 99.0**
- Funktionelle Herzerkrankungen **J 51.8**
- Herzrhythmusstörungen **J 49.9**
- Hypertonie, Hypotonie **J 10.0**
- Stenokardie, koronare Herzkrankheit **J 20.8**

Gastrointestinale Erkrankungen

- Cholangitis, Cholezystitis **K 83.0**
- Funktionelle Magen-Darm-Störung **K 92.9**
- Gallenwegsdyskinesie, Hepatitis **K 82.8**
- Kolitis, Colitis ulcerosa **K 52.9**
- Colon irritabile, Morbus Crohn **K 58.9**
- Obstipation, Diarrhö **K 59.0**
- Ösophagus, Gastritis, Gastroenteritis **K 29.7**
- Singultus, Hyperemesis **K 06.6**
- Ulcus ventriculi, Ulcus duodeni **K 25.9**

Urologische Erkrankungen

- Zystitis, Prostatitis **N 30.9**
- Enuresis nocturna **R 32.–**
- Funktionelle Störungen des Urogenitaltraktes, Reizblase **N 32.8**
- Harninkontinenz **N 39.4**
- Impotenz **N 48.4**
- Pyelonephritis **N 12.–**

Gynäkologische Erkrankungen

- Adnexitis, Salpingitis **N 70.1**
- Fertilitätsstörungen, Frigidität **N 97.9**
- Geburtserleichterung, Laktationsstörung **O 92.7**
- Geburtsvorbereitung, Geburtseinleitung **O 63.–**
- Klimakterisches Syndrom **N 95.9**
- Mastopathie **N 60.1**
- Prämenstruelles Syndrom **N 94.3**
- Zyklusstörungen, Dysmenorrhö **N 92.6**

Hals-Nasen-Ohren-Erkrankungen

- Geruchsstörung, Geschmacksstörung **R 43.8**
- Hörsturz, Schwerhörigkeit, Tinnitus **H 93.1**
- Labyrinthitis **H 83.0**
- Morbus Menière, Schwindel, Reisekrankheit **H 81.0**
- Otitis **H 62.0**
- Pollinosis **J 30.1**
- Rezidivierende Stomatitis **K 12.1**
- Rhinitis, Sinusitis, Tonsillitis **J 31.0**
- Stimmstörungen **R 49.8**

Augenerkrankungen

- Glaukom **H 40.–**
- Konjunktivitis, Blepharitis, Uveitis **B 30.–**
- Retinitis pigmentosa, Makuladegeneration **H 30.9**
- Visusschwäche **H 53.9**

Hauterkrankungen

- Akne vulgaris, Furunkulose **L 70.0**
- Entzündliche Hauterkrankungen **L 23.9**
- Herpes simplex, Psoriasis **L 40.9**
- Neurodermitis, atopisches Ekzem **L 20.8**
- Ulcera cruris, schlecht heilende Wunden **T 79.3**
- Urtikaria **L 50.–**

Sonstiges

- Immunstörungen **D 84.9**
- Kollaps, Schockzustand **R 55.–**
- Postoperativer Schmerz, Zahnschmerz **K 08.8**
- Posttraumatischer Schmerz **G 44.3**
- Tumorschmerz **R 52.1**

Tab. 6: Indikationsliste erstellt von DÄGfA, DAGD, DgfAN, SMS, FATCM. Mit freundlicher Genehmigung des Berufsverbandes Deutscher Akupunkturärzte.

Anhang

Übersichtsabbildungen

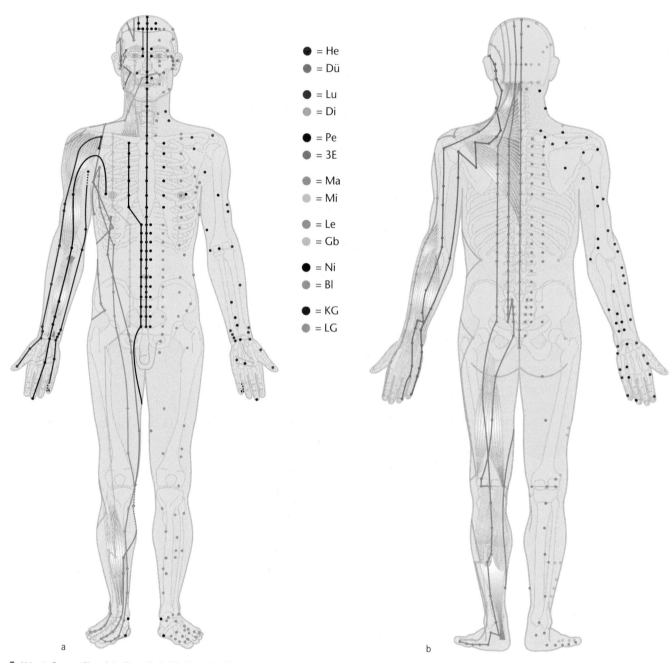

● = He
● = Dü

● = Lu
● = Di

● = Pe
● = 3E

● = Ma
● = Mi

● = Le
● = Gb

● = Ni
● = Bl

● = KG
● = LG

a   b

▌ Abb. 1: Gesamtübersicht über die Leitbahnen der Körperakupunktur von vorn (a) und von hinten (b). [11]

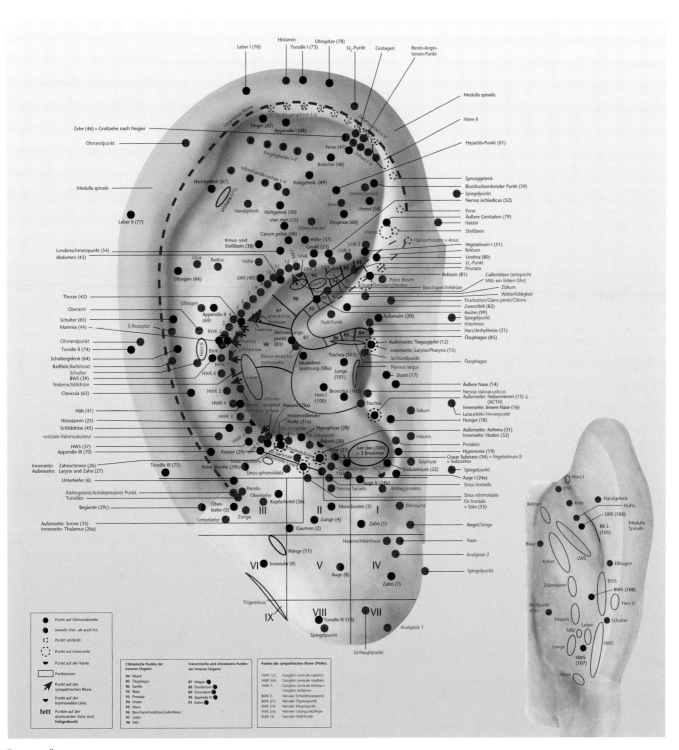

Abb. 2: Übersichtstafel zur Ohrakupunktur. [1a]

Anhang

Quellenverzeichnis

[1] Angermaier, M.: Leitfaden Ohrakupunktur. Elsevier Urban & Fischer, 3. Auflage 2004.

[1a] Angermaier, M.: Poster Ohrakupunktur. Elsevier Urban & Fischer, 2. Auflage 2004.

[2] Bäcker, M./Hammes, M.: Akupunktur in der Schmerztherapie. Elsevier Urban & Fischer, 1. Auflage 2005.

[3] Bahr, F. et al.: Das große Buch der klassischen Akupunktur. Elsevier Urban & Fischer, 1. Auflage 2007.

[4] DÄGfA: Kursskripten der Deutschen Ärztegesellschaft für Akupunktur. 2005/2006.

[5] Deutsche Zeitschrift für Akupunktur. Elsevier Urban & Fischer, Ausgabe 3/2006.

[6] Focks, C. Atlas Akupunktur. Elsevier Urban & Fischer, 2. Auflage 2005.

[7] Focks, C./Hillenbrand, N.: Leitfaden Chinesische Medizin. Elsevier Urban & Fischer, 5. Auflage 2006.

[8] Gleditsch, J.: Reflexzonen und Somatotopien. Elsevier Urban & Fischer, 9. Auflage 2005.

[9] Kaptchuk, T.: Das große Buch der chinesischen Medizin. Heyne Verlag, 2. Auflage 2001.

[10] Kubiena, G./Sommer, B.: Praxishandbuch Akupunktur. Elsevier Urban & Fischer, 3. Auflage 2004.

[11] Maoshing, N. (Hrsg.): Der gelbe Kaiser. O. W. Barth Verlag, 1. Auflage 1998.

[12] Platsch, K.-D.: Psychosomatik in der chinesischen Medizin. Elsevier Urban & Fischer, 2. Auflage 2005.

Weiterführende Literatur

Gleditsch, A.: Vom Bewusstsein zum Gewiss-Sein. Opal Verlag, 1. Auflage 1991.

Greten, J.: Kursbuch Traditionelle Chinesische Medizin. Thieme Verlag, 2. Auflage 2006.

Hammes, M.: 33 Fallbeispiele zur Akupunktur aus der VR China. Hippokrates Verlag, 1999.

Hecker, H.-U. et al.: Taschenlehrbuch der Akupunktur. Hippokrates Verlag, 1. Auflage 1999.

Hempen, C.-H.: Die Medizin der Chinesen. Goldmann Verlag, 1988.

Ots, T. (Hrsg.): 50 Fälle Akupunktur. Elsevier Urban & Fischer, 1. Auflage 2004.

Maciocia, G.: Die Grundlagen der Chinesischen Medizin. Erich Wühr Verlag, 1994.

Platsch K.-D.: Die fünf Wandlungsphasen. Elsevier Urban & Fischer, 1. Auflage 2005.

Porkert, M, Hempen, C.-H.: Systematische Akupunktur. Urban & Schwarzenberg, 2. Auflage 1997.

Schmincke, C.: Chinesische Medizin für die westliche Welt. Springer Verlag, 1. Auflage 2004.

Stux, G.: Akupunktur Einführung. Springer Verlag, 6. Auflage 2003.

Unschuld, P.: Chinesische Medizin. C. H. Beck Verlag, 1997.

Wilber, K.: Eine kurze Geschichte des Kosmos. Fischer (Tb.), 7. Aufl. 1997.

Erläuterungen

❶ Der Begriff TCM (Traditionelle Chinesische Medizin) wird in verschiedenen Zusammenhängen gebraucht. Als feststehender Ausdruck wurde er in den 1960er-Jahren von Mao eingeführt für ein reduziertes, standardisiertes Konzept der chinesischen Medizin: die TCM im engeren Sinne. Im allgemeinen Verständnis verweist der Begriff TCM auf das klassische chinesische Medizinverständnis, das eingebettet in alte asiatische Weisheitslehren ist. In diesem weiteren Sinne wird der Begriff TCM im vorliegenden Buch verstanden und eingesetzt (s. S. 4).

❷ Die zahlreichen Akupunkturstudien der letzten Jahre haben beispielsweise dazu geführt, dass „die Akupunktur inzwischen wesentlich besser untersucht ist als die meisten eingeführten Maßnahmen zur Schmerzbehandlung" (Aussage im Gemeinsamen Bundesausschuss, GB-A, im Jahre 2006).

❸ Das *Huang Di Nei Jing* – übersetzt „Innerer Klassiker des Gelben Kaisers" oder einfach „Der Gelbe Kaiser" – enthält die ältesten Aufzeichnungen zur Akupunktur und zu den anderen Bereichen der TCM und gilt bis heute als „Bibel der TCM". Es existieren zahlreiche Interpretationen, Kommentare und Übersetzungen dieses Werks. Daoisten sehen in der mythischen Gestalt des Urkaisers Huang Di (um 3000 v. Chr.) den Verfasser dieser Schrift. Wahrscheinlicher ist jedoch ein Entstehungsdatum im 3.–4. Jh. v.Chr. (in der Zeit der Streitenden Reiche).

❹ Es gibt verschiedene Arten, einen Funktionskreis (chin. *Zang Fu*, lat. orbis) zu beschreiben: a) Ein Funktionskreis beinhaltet ein Leitbahnpaar, z. B. Lunge/Dickdarm, deren zugehörige innere Organe sowie einen spezifischen Kreis von Symptomen, vegetativen Reaktionen und psychoemotionalen

Verhaltensmustern. b) Ein Funktionskreis ist die Repräsentation einer Wandlungsphase (ein Muster von Zusammenhängen und Entsprechungen, s. S. 32–41) auf körperlich-seelischer Ebene.

❺ Hierzulande versteht man unter einem *De-Qi*-Gefühl (chin. auch für Ankommen des Qi) meist nur die vom Patienten empfundene Sensation im Augenblick der Nadelung und misst an ihr die richtige Lokalisation des Punktes. In den klassischen Texten gibt es jedoch klare Hinweise darauf, dass das *De Qi* vom Behandler wahrgenommen werden kann. So lautet ein Hinweis im *Huang Di Nei Jing*: „Beobachtet das Fließen des Qi […]. Zwar ist das Qi unsichtbar, aber sein Ankommen ähnelt einer Schar Vögel, die sich sammelt […].“ Für die von vielen Menschen während einer Akupunktur wahrgenommenen Sensationen im Leitbahnverlauf wie Kribbeln, Wärme, Kälte etc. wird international der Ausdruck PSAC (für „prolonged sensations along the channel“) verwendet.

❻ Eine ausführliche Beschreibung der Integrativen Anamnesetechnik gibt Tom Ots in „Akupunktur in der Schmerztherapie“ [2].

❼ Nach Meinung des Autors sind die persönliche Einstellung und Weltsicht des Arztes von entscheidender Bedeutung für die Therapie. Die hier aufgeführten Ebenen zeichnen nur ein sehr vereinfachtes Bild des Spektrums menschlichen Bewusstseins. Bei weiterführendem Interesse bietet der amerikanische Philosoph und Autor Ken Wilber eine klare und ausführliche Erörterung dieser Thematik.

❽ Da eine komplette Leeresituation im Verständnis der TCM dem Tod gleichkommt, wird eine relative Leere korrekter als Mangelzustand beschrieben.

❾ Diese tabellarische Auflistung verschiedener Denk- und Ordnungssysteme ist keinesfalls als Gleichsetzung der jeweils angeführten Funktionskreisaspekte gedacht! Vielmehr soll verdeutlicht werden, dass analoge Modelle – meist als Vierer- oder Fünfersysteme – über verschiedene Zeiten und Kulturen hinweg benutzt wurden, um menschliche Entwicklungs- und Krankheitsprozesse besser verstehen zu können. In seinem Buch „Reflexzonen und Somatotopien“ beschreibt und vergleicht Jochen Gleditsch die hier aufgeführten und andere Modelle ausführlich und leistet damit einen wertvollen Betrag zum Verständnis der Wandlungsphasen.

❿ Zwei Zitate hierzu: „Da, wo es schmerzt, fließt es nicht – da, wo es nicht fließt, entsteht Schmerz“ (altes chinesisches Medizin-Sprichwort). Und: „Schmerz ist ein Schrei des Gewebes nach Fließenergie“ (Dr. Reinhold Voll, 20. Jh., Deutschland).

⓫ Die Very-Point-Methode wurde von Jochen Gleditsch ursprünglich im Rahmen der Mundakupunktur entwickelt. Für die Lokalisation irritierter Punkte in der Mundhöhle war der Einsatz von Widerstandsmessgeräten und groben Tastinstrumenten nicht geeignet. Deshalb suchte Gleditsch direkt mit der Punktionsnadel nach empfindlichen Punkten.

⓬ NADA steht für „National Acupuncture Detoxification Association“. Das NADA-Protokoll, das weltweit zur Behandlung von Suchtkrankheiten eingesetzt wird, kombiniert die Ohrakupunktur mit einer strukturierten, nicht ängstigenden Art des Behandlungsstils und hat sich in vielen Studien als wirksam erwiesen. Verwendete Ohrpunkte sind: Vegetativum 1 (51), *Shen Men* (55), Niere (95), Leber (97), Lunge (101).

⓭ Klaus-Dieter Platsch geht in seinen Büchern „Psychosomatik in der chinesischen Medizin“ und „Die fünf Wandlungsphasen“ ausführlich auf emotionale und seelische Komponenten von Krankheit und deren Behandlung mit Hilfe der Akupunktur ein.

Zitate

„*Sie* [die chinesischen Theorien] *ergeben ein sinnliches Bild, eine poetische Erkundung dessen, was vor sich geht. Der Wert der chinesischen Theorie liegt in ihrer Organisation der Beobachtung, dem Herausarbeiten von Mustern, dem Aufdecken von Beziehungen und Qualitäten des Seins. Kann man eine poetische Vorstellung beweisen? Man kann sie teilen, sie benutzen. Man kann entscheiden, ob man sich damit beschäftigen will.*“

(T. Kapchuk in seinem Klassiker „Das große Buch der chinesischen Medizin“)

„*Die Akupunktur wird mit ihren Grundvorstellungen teilhaben an einem Umbau unserer Anschauung über Gesundheit und Krankheit. Die zukünftige Entwicklung der Medizin wird von sich selbst den Wert der Akupunktur erkennen.*“

(G. Bachmann, Pionier der Akupunktur in Deutschland und Gründer der Deutschen Ärztegesellschaft für Akupunktur, 1950)

F Register

Register

Register

Register

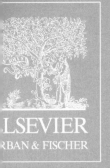
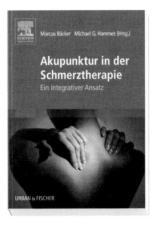
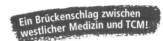
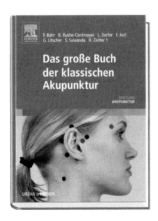